Dr. med. Thomas Kroiss
Heilung statt Pillen

Dr. med. Thomas Kroiss
Heilung
statt Pillen
Naturmedizin von A-Z

HERBIG
Gesundheitsratgeber

Besuchen Sie uns im Internet unter:
www.herbig-verlag.de

1. Auflage September 1999
2. Auflage Mai 2003

Umschlagillustration: Felix Weinold nach einem Entwurf von
Robert Kaitan
Redaktion: Jutta Stammhammer
Satz: Walter Typografie & Grafik, Würzburg
Gesetzt aus: 11/13 Optima
Druck und Binden: Jos. C. Huber KG, Garching
Printed in Germany
ISBN 3-7766-2126-5

Inhalt

Vorwort   11

**1   Wenn ich beginne »Patient« zu sein: Was
      muß ich wissen?**   17

»Markt-Politik« auf dem Gebiet der Medizin . . .   18

»Marketing« im Bereich der Krebs-Behandlungen   19

Was bedeuten die Begriffe »chronisch«
und »akut«?   21

Wann »Schulmedizin« – wann »Naturheilkunde«?   23

**2   Die Wiederherstellung der Selbstheilungs-
      kräfte – die Basisregeneration**   25

Die Basisregeneration besteht aus drei Schritten   27

3   Die Krankheiten von A–Z   29

Akne   31

Allergie   32

Altersbeschwerden   37

Amalgam-Belastung   38

Anämie, Blutarmut   40

Angina, eitrige Halsentzündung   40

Angina Pectoris, Herz-Asthma   42

Aphten   42

Arteriosklerose, Arterienverkalkung 43

Arthritis 50

Arthrose 57

Asthma, Asthma bronchiale 59

Ausfluß 66

Atemnot 66

Auto-Aggressions-Krankheiten 68

Blähungen 70

Blasen-Entzündung 71

Blutdruck, hoher 72

Blutdruck, niedriger 76

Bronchitis 78

Candidiasis, Infektionen mit Candida albicans . 79

Cholesterin, erhöhtes 79

Colitis 81

Darmerkrankungen 81

Dickdarm-Divertikel 84

Dickdarm-Entzündung 85

Dickdarm-Polypen 86

Durchblutungsstörungen 87

Durchfall 89

Ekzem 89

Entzündung 90

Erkältung 91

Fieber 91

Fieber, chronisch wiederkehrend 93

Fisteln 94

Frieren, Kältegefühl 95

Furunkel, Abszess, Furunkulose 95

Gastritis 96

Gelenksschmerzen 96

Geschwür des Unterschenkels, Ulcus cruris,
»offenes Bein« 96

Geschwür des Magens, Ulcus ventriculi,
Ulcus duodeni 99

Gicht 100

Glaukom, grüner Star 101

Grauer Star 101

Gliederschmerzen 102

Grippe, grippaler Infekt 103

Grippe-Impfung 104

Gürtelrose, Herpes zoster 105

Haarausfall 106

Hämorrhoiden 107

Hals-Entzündung 108

Harnwegsinfekte 108

Haut-Erkrankungen 108

Heiserkeit 109

Herz-Erkrankungen, Herz-Beschwerden 110

Heuschnupfen 114

Hormonstörungen 115

Hörsturz, Ohrensausen 118

Husten 119

Hypertonie 119

Hypotonie 119

Impfungen 119

Infekt-Anfälligkeit 122

Infekt-Anfälligkeit bei Kindern 123

Krampfadern 125

Krebs 127

Leber-Verfettung 140

Leber-Zirrhose 141

Leukämie 142

Listhese, Spondylolisthese, Wirbelgleiten 144

Lymphstau, Lymphödem 146

Magenbeschwerden, Gastritis 146

Magersucht 148

Mandel-Entzündung 148

Menstruationsbeschwerden 148

Migräne 149

Müdigkeit 150

Multiple Sklerose 151

Myom 151

Nebenhöhlen-Entzündung 152

Nierenkolik, Nierensteine 153

Nieren-Entzündung, Glomerulonephritis 153

Nieren-Entzündung, Nephritis 154

Nierenbecken-Entzündung, Pyelonephritis 155

Nerven-Entzündung, Neuralgie 156

Ödeme 156

Parodontose 159

Pilze 160

Polyarthritis 161

Prostata-Entzündung 161

Prostata-Vergrößerung 162

Schwäche 163

»Seltsame Beschwerden« 163

Tinnitus, Ohrensausen 165

Trigeminus-Neuralgie 165

Übergewicht 166

Venen-Entzündung 167

Verstopfung 168

Wasser im Gewebe 169

Wirbelsäulen-Beschwerden 169

Zuckerkrankheit, Diabetes mellitus 170

4 Wichtiges für Ihre Gesundheit 173

Gibt es die »richtige« Ernährung? 174

Ernährung als Therapie 176

Wieviel und was soll man trinken? 178

Zucker, ja oder nein? 179

Sind zusätzliche Vitamine notwendig? 182

Richtige, gesunde Bakterienflora – was heißt das? 184

Medikamente – Freunde oder Feinde? 185

Sport erhält den Körper funktionsfähig 189

5 Wissenswertes für mündige Patienten 192

Diagnose heißt »den Durchblick haben« 192

Wie Sie die »Forschung« nach Ursachen richtig
anpacken 194

»Wissenschaft« als Zauberwort 197

Adressen, die weiterhelfen 199

Literatur 202

Register 204

Vorwort

Warum ich dieses Buch geschrieben habe
Ich habe dieses Buch in erster Linie für meine Patienten geschrieben. In meiner Praxis gibt es täglich viele Fragen, die sich immer wiederholen. Also dachte ich mir, es wäre eine gute Idee, diese Fragen – soweit sie Allgemeingültigkeit haben – in kurzer, dennoch ausführlicher, vor allem aber verständlicher Form in einem Buch zu beantworten. Hier ist es.

Besonders in den letzten Jahren ist mir aufgefallen, wie sehr die Patienten unter der Einseitigkeit, der Sturheit und der Verständnislosigkeit der heutigen Medizin zu leiden haben. Den Menschen wird eine große Palette von Therapien vorenthalten, nur weil man die Ganzheitsmedizin überhaupt nicht versteht. Die Patienten werden (unabsichtlich) in Krankheit gehalten, man läßt zu, daß sich ihr Zustand immer weiter verschlechtert, weil die Ärzteschaft verlernt hat, medizinisch zu denken und stattdessen chemisch-pharmazeutisch denkt.

Patienten leiden unter Einseitigkeit, Sturheit und Verständnislosigkeit der Medizin

Chemische Mittel können Leben retten, machen aber niemanden gesund! Nur die Selbstheilungskräfte des Organismus sind in der Lage, die Gesundheit immer wieder herzustellen.

Die Ärzte haben verlernt, medizinisch zu denken

Wenn man diese Kräfte aber nicht kennt, und auch nicht versteht, wie der Organismus für die Heilung arbeitet, dann kann man ihn auch nicht in diese

11

Richtung unterstützen. Während der medizinischen Ausbildung wird das Denken so einseitig geschult, daß man verlernt, den Organismus in seiner Gesamtheit zu sehen und zu verstehen. Als (auch) Schulmediziner kann ich Ihnen sagen, daß das Umdenken ungeheuer schwer ist. Nur wenige Ärzte schaffen diese Hürde.

Naturheilkunde bedeutet Steigerung der Selbstheilungskräfte und Ausschaltung krankheitsfördernder Faktoren

Die Definition der Naturheilkunde aus dem »Kleinen Brockhaus« lautet: »Lehre der Krankheitsbehandlung, die auf die Steigerung der den Menschen innewohnenden Naturheilkräfte (Selbstheilungskräfte) hinzielt. Diese müssen unterstützt, krankheitsfördernde Faktoren müssen ausgeschaltet werden.«

Das Verstehen genau dieser Selbstheilungskräfte meine ich. Nur das Arbeiten parallel zu diesen Selbstheilungskräften versetzt den Arzt überhaupt erst in die Lage, bei der Heilung chronischer Krankheiten mitzuhelfen.

Wissen Sie, warum heute chronische Krankheiten nicht ausgeheilt werden? Weil der Arzt verlernt hat, im Sinn des Organismus zu denken und parallel zu handeln. Denn erst dann – und nur dann – kann er dem Patienten zur Heilung, zur echten Heilung verhelfen. Und erst mit dieser Tätigkeit beginnt der Arzt (bei chronischen Krankheiten) medizinisch zu agieren.

Die heutige Medizin ist einseitig: Heilungschancen werden mißachtet

Ich will Sie nicht erschrecken oder den Ärzten ihre Kompetenz absprechen, aber es ist meine Verantwortung, Sie darauf hinzuweisen, daß die heutige Medizin sehr einseitig ist und Ihnen dadurch Heilungschancen entgehen. Sie werden bei der Lektüre des Buches sehen, wieviel man bei den diversen

Krankheiten tun kann. Ich halte es für einen ärztlichen Kunstfehler, wenn man als Arzt nicht auf dem neuesten Stand ist und dem Patienten, der Hilfe sucht, nicht die bestmögliche Medizin, die es gibt, zukommen läßt.

Eine chronische Krankheit kann man ausheilen! Vor allem, wenn ein Übelstand erste einige Monate besteht, gibt es in den meisten Fällen Abhilfe dafür! Auch dann, wenn man Ihnen sagt, das sei nicht möglich.

Chronische Krankheiten kann man ausheilen

Auch wenn ein verstockter Schulmediziner Ihnen sagt, alle anderen Therapien wären »wissenschaftlich nicht anerkannt, seien Scharlatanerie, Betrug und das Erwecken falscher Hoffnungen«. Und auch wenn dieser Arzt Ihnen sagt, Natur- oder Ganzheitsmedizin könne nicht helfen und diene nur dazu, den Menschen das Geld aus der Tasche zu ziehen. Solche Sprüche entstehen aus Hochnäsigkeit, Arroganz und – was noch schlimmer ist – aus »Nicht-Verstehen«. Oft ist es Selbstüberschätzung, meistens aber Fehlinformation, die Ärzte zu diesen unqualifizierten Aussprüchen verleiten. Diese Leute verstehen das Prinzip einfach nicht und glauben, daß sie aufgrund ihrer Ausbildung und Position kompetent genug wären, auch solche Dinge beurteilen zu können, von denen sie eigentlich keine Ahnung haben.

Leider ist es mir sehr häufig vorgekommen, daß Patienten davon abgeraten wurde, Natur- oder Ganzheitsmedizin in Anspruch zu nehmen. Dadurch ist diesen Menschen Hilfe versagt geblieben, und allzuoft sind diese Leidenden so lange herumgeirrt, bis sie endlich einen Arzt gefunden haben, der ihnen hätte helfen können, – aber dann war es leider für eine echte Heilung bereits zu spät.

Also meine ich,
- Sie als Patient sollten aufgeklärt werden,
- Sie sollten wissen, daß es Hilfe gibt,
- Sie sollten eine Ahnung haben, wo es lang geht und
- Sie sollten die Dinge vom Prinzip her verstehen,
- damit Ihnen das Herumirren erspart bleibt.

Auch deswegen habe ich dieses Buch geschrieben.

»Naturheilkunde« und »Ganzheitsmedizin«: Hier wird viel Unsinn getrieben

Gerade unter »Natur«- oder »Ganzheitsmedizin« wird leider auch sehr viel Unsinn getrieben, ziellos gearbeitet und »wichtig« herumgetan. Dagegen hilft nur ein prinzipielles Verstehen der Dinge von seiten des Patienten – und das bemühe ich mich, Ihnen in diesem Buch zu vermitteln.

Für die Behandlung von Krankheiten gibt es
- Dinge, die tiefgreifend und wichtig sind,
- dann gibt es Dinge, die helfen »auch« ein wenig, und
- wieder andere tragen nur »unter ferner liefen« zur Gesundung bei.

Wie soll der Laie das unterscheiden?

Wie soll er wissen, was wirklich wichtig und entscheidend ist und was bloß »auch zur Heilung« beiträgt?

Es gibt viele Bücher auf dem Markt, die über einzelne Methoden und Verfahren berichten oder diese empfehlen. Ich habe ganz bewußt in diesem Buch auf einzelne Empfehlungen von Behandlungen, Kräutern, homöopathischen Mitteln weitgehend verzichtet. Ich habe mich auf die generelle Linie von Therapien, die am ehesten zum Erfolg führen, konzentriert. Ich habe diese Vorgänge vorgezeichnet und mich dabei auf das Wesentliche beschränkt. Weil Sie das in dieser Form sonst nirgends finden, habe ich es so gemacht.

Nur der informierte Patient findet den richtigen Arzt und Heilung

Alles weiß ich natürlich auch nicht. Daher erhebe ich keinen Anspruch auf Vollständigkeit. Auch wird mich die Zeit überholen, denn es wird neue Erfindungen und Entdeckungen geben, die ich derzeit noch nicht kenne. Aber ich bin überzeugt, es ist zu Ihrem Vorteil, wenn ich meine Meinung bekanntgebe und Ihnen meine Erfahrungen zur Verfügung stelle.

Wie dieses Buch zu lesen ist

Ich habe dieses Buch so geschrieben, daß Sie es auf zweierlei Art lesen können.

1. Sie können im Fall einer Krankheit bei dem entsprechenden Stichwort (A–Z) nachschlagen. Dadurch werden Sie einen Eindruck von dieser Krankheit aus ganzheitlicher Sicht bekommen und eine prinzipielle Anleitung herauslesen können, wie man am besten damit umgeht.

2. Wenn Sie das Buch jedoch von Anfang bis Ende lesen, dann werden Sie ziemlich viel von Gesundheit und Krankheit verstehen. Es kommen dann zwar Wiederholungen vor, die nötig waren, aber dafür können Sie die Zusammenhänge besser erkennen. Sie sollten mit der Zeit ein abgerundetes Bild bekommen, wie man an die Sache herangeht und was man von einer gut gemachten Ganzheitsmedizin erwarten kann.

Ich habe nur Krankheiten aufgegriffen, bei denen Ihnen mein Beitrag wirklich nützen kann, daher sind die Stichworte im Kapitel A–Z natürlich keine vollständige Liste. (Bitte beachten Sie den Abschnitt »Seltsame Beschwerden«). Es hat auch vom naturmedizinischen Standpunkt aus gesehen keinen Sinn, alle Leiden mit ihrer Bezeichnung zu benennen und anzuführen, weil wir als ganzheitlich orientierte Ärzte gar

Nach der Lektüre dieses Buches werden Sie ziemlich viel von Gesundheit und Krankheit verstehen

15

nicht so viele Unterschiede machen müssen. Zum Beispiel bei den vielen Entzündungen: Ob die Entzündung im Ohr oder im Hals oder am Bein sitzt, ist nicht entscheidend. Wir gehen davon aus, daß eine intakte Abwehr das Problem in den Griff bekommen kann. Wir formen, führen und leiten das Immunsystem zu guter Leistungsfähigkeit, so daß nicht wir die Heilung herbeiführen, sondern der Körper selbst. Speziell bei chronischen Krankheiten ist das überhaupt nicht anders möglich.

Ganzheitsmediziner formen, führen, leiten das Immunsystem

Es wäre für mich eine besondere Freude, wenn Sie das Buch gesamt – also von der ersten bis zur letzten Seite – lesen, weil das Endresultat sein wird, daß Sie dann mehr von Gesundheit und Krankheit verstehen und mehr von den Möglichkeiten und der Wirkung der Natur- und Ganzheitsmedizin wissen werden.

Alles Gute!

Dr. med. Thomas Kroiss

1 Wenn ich beginne »Patient« zu sein: Was muß ich wissen?

Wenn Sie am Beginn einer »Krankheitskarriere« stehen, sollten Sie wissen, daß auf dem Gebiet von Gesundheit und Krankheit alle Interessen organisiert und vertreten sind – nur die der Patienten nicht. Ich informiere Sie über die Hintergründe, über »Markt-Politik« und »Marketing« im Bereich der Medizin. Und für Ihren »Patienten-Alltag« erfahren Sie eine Faustregel, damit Sie richtig entscheiden können, wann Sie schulmedizinische beziehungsweise ganzheitsmedizinische Hilfe benötigen.

Ich möchte Sie zunächst über ein paar grundsätzliche Dinge den »Markt« betreffend informieren. Wir leben in einer Welt, die allein von Geld und Gewinn motiviert wird. Alle anderen Interessen (zum Beispiel, daß es dem Patienten guttun sollte, daß die Atemluft sauber gehalten werden sollte etc.) sind zwar vorhanden, werden aber eindeutig untergeordnet. Keine Firma wird sich einer Sache annehmen – und sei sie noch so gut – wenn man nicht ordentlich Gewinn damit machen kann. Die wichtigste Politik einer etablierten Macht (zum Beispiel der Erdöl-Industrie) ist es, keine Gegnerschaft aufkommen zu lassen. Das heißt, wenn es neue Erfindungen gibt, müssen sie entweder

Auch der »Gesundheits-markt« ist leider durch Geld und Gewinn motiviert

17

*Politik machen
jene, die am
meisten daran
verdienen*

gekauft oder ausgemerzt werden. Politik wird von jenen gemacht, die am meisten daran verdienen. Das ist nicht nur in der Medizin so.

»Markt-Politik« auf dem Gebiet der Medizin

Auf der ganzen Erde – in allen Belangen – wird diese Vorgangsweise praktiziert, deshalb kann es auf dem Gebiet der Medizin auch nicht anders sein. Es mag Sie schmerzen, das zu erfahren.

Wenn ich sage »auf dem Gebiet der Medizin«, dann meine ich vorerst überhaupt nicht die Ärzte. Es ist mir ganz besonders wichtig, daß Sie das verstehen. Ärzte sind im allgemeinen an der Gesundheit der Patienten interessiert. Es gibt tatsächlich keinen Berufsstand, der eine ähnlich korrekte und hohe ethische Einstellung hat. Die Einstellung des Arztes mag gefärbt sein von Weltanschauung, religiösen oder politischen Aspekten – aber Ärzte wollen das Beste für Ihre Patienten und das Beste für sich (das ist legitim).

*Ärzte wollen das
Beste für ihre
Patienten*

Aber: Man muß verstehen, daß die Medizin längst keine eigenständige Wissenschaft mehr ist. Die Ärzte haben sich aufs Ärgste verschaukeln lassen.

Zuerst haben sie sich im Glauben daran verschaukeln lassen, daß chemische Medikamente die Hoffnung der Zukunft seien. Sie haben aufgehört, medizinisch zu arbeiten – sie betreiben jetzt Pharma-Verteilung.

Zweitens lassen sie sich täglich wieder verschaukeln, indem sie als »wissenschaftlich« anerkennen, was man ihnen von seiten der Pharma-Industrie als wissenschaftlich verkauft (im Grunde ist es Pharma-Wissenschaft und nicht Medizin-Wissenschaft). Ärzte vertrauen darauf, daß andere genauso ethisch denken wie sie

18

selbst, das heißt, daß andere genauso die Gesundheit der Bevölkerung zum Ziel haben. Ärzte wollen der brutalen Wahrheit noch immer nicht ins Auge sehen. Diese brutale Wahrheit lautet: Für die (Pharma)Industrie gelten andere – nämlich wirtschaftliche – Prioritäten. (Für die Ente ist auch nicht alles gut, was dem Entenjäger nützt). Daher sind mittlerweile ausschließlich wirtschaftliche Gesichtspunkte entscheidend für die Richtung, in die das Schiff »Medizin« gelenkt wird. So kommt es, daß man in der Medizin – wie bereits erwähnt – nicht mehr Medizin, sondern Pharma betreibt, und daß Ärzte im selben Boot wie die Patienten sitzen, nämlich als Opfer oder Figuren in einem höheren Spiel.

Ärzte und Patienten sitzen im selben Boot

»Marketing« im Bereich der Krebs-Behandlungen

Zum Beispiel im Bereich der Krebs-Behandlungen gaukelt man uns seit vielen Jahrzehnten vor, daß die Forschung auf vollen Touren läuft, und daß man jeden Augenblick damit rechnen kann, daß die Forschungsabteilungen der Pharma-Industrie die Lösung finden. Man vermittelt seit ca. 1940 den Eindruck, man stehe kurz vor dem Durchbruch und es bedürfe nur mehr einer kleinen Spende, um es endgültig zu schaffen.

Dieses Marketing kommt aus den USA, wo man die hauptsächlichen Patente für die Chemotherapie hält, und wo man das hereinfließende Geld (Spenden und staatliche Unterstützung) dafür verwendet, daß man die Forschung für neue patentfähige Chemotherapeutika nicht selbst bezahlen muß.

In den USA werden die meisten Patente für Chemotherapie gehalten

19

Ein kranker Körper kann durch Vergiftung nicht heilen

Ein vernünftiger Mensch kann sowieso nie glauben, daß die Vergiftung eines bereits kranken Organismus zur Heilung führen wird, also muß man schon ein bißchen weit weg vom vernünftig denkenden Menschen hin zum entrückten Wissenschaftler gegangen sein, um diesem Gedanken zu verfallen.

Aber ich kann Ihnen versichern, daß in den USA alles getan wird, um die Dinge im derzeitigen Zustand zu halten, weil man ca. 100 Milliarden Dollar pro Jahr an der vergeblichen Behandlung des Krebses verdient. Eine einfache Krebs-Heilung würde dieses System zutiefst erschüttern und gefährden. Leider bedient ein ausgeklügeltes System uns Ärzte mit allen Informationen über die neuesten Errungenschaften in dieser chemisch orientierten Medizin. Und wir glauben diese Dinge und richten uns danach. Das wurde bei uns sogar zum Gesetz.

Der chronisch Kranke benötigt eine Dauermedikation – Nutznießer ist dabei die Pharma-Industrie

Wenn Sie sich die Statistiken anschauen, werden Sie sehen, daß chronische Krankheiten nicht ausgeheilt werden – ja, es wird jetzt nicht einmal mehr der Versuch gemacht. Diese Patienten müssen dann ständig mit Medikamenten versorgt werden, und unser »Sozialsystem« erfüllt die Funktion, das dafür benötigte Geld aus dem Volk abzuschöpfen und der Pharma-Industrie zuzuführen. Die Pharma-Industrie ist jedenfalls der einzige Nutznießer dieses gesamten Konzeptes.

Ich habe Ihnen das nicht erzählt, um Sie aus irgendwelchen Gründen zu beeindrucken oder zu schockieren, sondern weil Sie als Patient wissen müssen, womit Sie es zu tun haben, wenn Sie krank sind und gesund werden wollen.

Deshalb ist es mit Sicherheit am wichtigsten, daß Sie sich gleich am Anfang einen Arzt suchen, der die

Ausheilung zum Ziel hat und der nicht – wenn auch unbeabsichtigt – bei der »Krankerhaltung« mitmacht.
Eine chronische Krankheit muß natürlich gleich zu Beginn richtig behandelt werden, damit man eine gute Chance hat, gesund zu werden. Die meisten Medikamente dienen heute leider nur dazu, die Symptome zu bekämpfen und dadurch die Krankheit zu vertuschen. Man glaubt dann, daß der Krankheitsprozeß gestoppt ist. Läßt man es jedoch auf diese Weise zu, daß das Leiden fortschreitet, entfernt man sich immer weiter von der Gesundheit, bis diese meist nicht mehr erreichbar ist.

Symptom-Bekämpfung vertuscht die Krankheit

Und weil ich in meiner täglichen Praxis viel zu häufig sehen muß, daß der Patient viele Jahre herumirrt, bis er draufkommt, daß ihm keiner hilft, habe ich dieses Buch geschrieben.

Was bedeuten die Begriffe »chronisch« und »akut«?

Nur ganz wenige medizinische Begriffe müssen wir behandeln, bevor wir weitergehen.
- »Chronisch« bedeutet »mit Zeit verbunden«. Das heißt also, eine chronische Krankheit ist eine Krankheit, die über eine Zeit hinweg andauert.
- »Akut« bedeutet »spitz, scharf«. Eine akute Krankheit ist eine Krankheit, bei der die Erscheinungen »spitz, scharf« sind – meistens gehen sie rasch vorbei. Wenn die Beschwerden andauern, werden sie »chronisch«.

Viele Krankheiten haben eine akute und eine chronische Form

Viele Krankheiten mit dem gleichen Namen können eine akute und eine chronische Form haben. Lassen Sie mich das am Beispiel der Bronchitis erklären. Bronchitis ist eine Entzündung der Atemwege (Bronchien =

Atemwege, »-itis« bezeichnet immer eine Entzündung). Die akute Bronchitis geht mit heftigen (»spitz«, »scharf«) Krankheitserscheinungen einher: Fieber, Husten, Auswurf, Schmerzen, starkes Krankheitsgefühl.

Eine chronische Bronchitis schleppt sich dahin: man hustet, hat höchstens ein bißchen Fieber (meist gar keines), kann arbeiten gehen, aber man wird die Krankheit nicht wirklich los.

Was ist Krankheit? Man muß verstehen, daß eine Krankheit aus zwei Anteilen besteht:

1. Aus dem krankmachenden Einfluß (zum Beispiel feindlicher Bakterien oder Viren) und
2. aus der Abwehrkraft des Körpers. Der Organismus wehrt sich also.

Eine akute Erkrankung weist auf ein gutes Abwehrsystem

Wenn sich der Organismus heftig wehrt, ergibt das eine akute Erkrankung. Wenn er sich nur schwächlich wehrt, entsteht eine chronische Erkrankung. Das heißt, eine akute Erkrankung zeugt von einem guten Abwehrsystem, insbesondere dann, wenn der Organismus gut Fieber erzeugen kann. Eine chronische Krankheit sagt uns, daß das Immunsystem schwach ist.

Eine chronische Krankheit zeugt von einem schwachen Immunsystem

Es ist wichtig zu wissen, daß Fieber und Entzündung die Abwehrmechanismen des Körpers sind. Die sicherste Art, aus einer guten Abwehr eine schwächliche zu machen ist es, bei einer akuten Entzündung die Bemühungen des Organismus zum Beispiel durch fiebersenkende und entzündungshemmende Mittel zu bekämpfen. Es ist doch einleuchtend, daß es nur sinnvoll sein kann, den »Feind« zu schwächen und nicht den Freund.

Akute Infekte können auch chronisch sein

Es gibt jedoch einen erwähnenswerten Aspekt: Die beiden Dinge »akut« und »chronisch« können vermischt sein. Zum Beispiel haben Kinder sehr häufig akute Infekte. Der akute Infekt ist der »akute« Teil des Geschehens. Aber der Umstand, daß dieser akute Infekt andauernd wiederkommt, ist der »chronische« Anteil der Erkrankung. Wenn Sie also die Krankheit für den Augenblick rasch weghaben wollen, muß man Antibiotika geben (Schulmedizin), was möglicherweise meist richtig ist. Will man aber den Umstand, daß das Kind dauernd und immer wiederkehrend krank ist, in Ordnung bringen, muß man eine andere Art von Medizin anwenden, nämlich eine gesundheitsfördernde. (Das wird in den jeweiligen Kapiteln besprochen). Da die Schulmedizin das nicht macht, müssen Sie sich anderswo umschauen.

Kinder haben häufig akute und chronische Infekte

Wenn Sie sich im Zweifel befinden, sollten Sie einen ganzheitlich orientierten Arzt zu Rate ziehen, weil er meist das ganze Spektrum der Medizin kennt.

Ein verantwortungsvoller (nicht »zwanghaft alternativer«) Ganzheitsmediziner wird zum richtigen Zeitpunkt auch schulmedizinische Verfahren anwenden oder empfehlen, wenn diese notwendig sind.

Ein guter Ganzheitsmediziner empfiehlt auch die Schulmedizin

Ein Schulmediziner wird jedoch in der Regel nur das tun, was er kennt, nämlich auch im chronischen Fall akutmedizinische Maßnahmen verordnen, was der Gesundung chronischer Krankheiten meist entgegenwirkt.

Wann »Schulmedizin« – wann »Naturheilkunde«?

Mit gutem Gewissen können Sie folgende Faustregel anwenden: Bei akuten Krankheiten zum Schulmediziner. Bei chronischen Krankheiten zum Ganzheitsmediziner.

Schulmedizin ist Akutmedizin und bedeutet rasche Hilfe bei schwerer Krankheit, im Notfall und bei Lebensgefahr

Die Schulmedizin ist von ihrem Wesen her eine Akutmedizin. Sie kümmert sich nicht um Ursachen oder Hintergründe. Sie bietet rasche Hilfe. Wenn jemand schwer erkrankt ist, oder wenn gar Lebensgefahr besteht, dann ist es von geringerer Wichtigkeit, ob in diesem Moment das Immunsystem behindert wird oder nicht. Notmaßnahmen bleiben Notmaßnahmen und wenn sie am Platz sind, dann sind sie am Platz!

Also im Notfall, im Akutfall zur Schulmedizin. Die Ganzheitsmedizin oder Naturheilkunde hingegen kümmert sich um alle Aspekte, die eine Krankheit verursachen, und sie beinhaltet Techniken, um die Gesundheit zu verbessern oder wiederherzustellen.

Das alles sollten Sie wissen. Denn Ihre erste Frage im Krankheitsfall lautet: Wohin beziehungsweise an wen soll ich mich wenden?

2 Die Wiederherstellung der Selbstheilungskräfte – die Basisregeneration

Sie werden im Lauf dieses Buches häufig den Ausdruck »Basisregeneration« oder »Therapie vor der Therapie« lesen. Darunter versteht man eine der wichtigsten Maßnahmen der Ganzheitsmedizin. Um die Selbstheilungskräfte wieder in Schwung zu bringen, machen wir die Basisregeneration. Es hat keinen Sinn, die Behandlung chronischer Krankheiten zu beginnen, wenn man nicht diesen ersten Schritt – die »Therapie vor der Therapie« durchgeführt hat.

Sie müssen wissen, daß die meisten Menschen im normalen Leben nicht wirklich gesund sind. Selbst wenn Sie keine echten Leiden oder Krankheiten haben, befinden Sie sich doch irgendwo auf einer Linie zwischen Gesundheit und Krankheit.

Jeder befindet sich auf einer Linie zwischen Gesundheit und Krankheit

Gesundheit

Krankheit

Man kann auch sagen: Der Mensch ist nie hundertprozentig gesund oder hundertprozentig krank – nein, er befindet sich dazwischen – der eine weiter

Eine Krankheit beginnt lange, bevor Symptome auftreten

Die Basisregeneration versetzt den Organismus in die Lage, sich selbst zu heilen

bei der Gesundheit, der andere weiter bei der Krankheit. Je mehr man sich der Krankheit nähert, desto größer ist die Wahrscheinlichkeit, daß auch tatsächlich Krankheitserscheinungen auftreten. Die Basis für eine spätere Krankheit wird in der Zeit davor gelegt. Wenn bereits Symptome – also Krankheitszeichen – aufgetreten sind, ist man schon eine geraume Weile vorher ein gewisses Stück von der Gesundheit abgewichen.

Damit jedoch der Organismus in der Lage ist zu heilen, muß er ziemlich »gesund« sein. Das ist im Krankheitsfall natürlich nicht gegeben. Denn wenn das Immunsystem fähig wäre, die Gesundheit wiederherzustellen, wäre das bereits geschehen.

Um also den Organismus wieder in die Verfassung zu bringen, Heilung zu vollziehen, muß man ihn generell ein gutes Stück in Richtung Gesundheit zurückführen – und das geschieht durch die »Basisregeneration«.

Anders ausgedrückt: Man kann eine (chronische) Krankheit gar nicht ausheilen, solange man diesen ersten Schritt nicht gemacht hat. Ein kranker Organismus ist ja deshalb krank, weil seine Selbstheilungskräfte versagt haben. Um das Immunsystem wieder aufleben zu lassen, machen wir die Basisregeneration.

Im Grunde ist niemand imstande, den Organismus gesund zu machen – nur seine Selbstheilungskräfte können das tun. Daher hat es keinen Sinn, eine Therapie zu versuchen, solange diese Selbstheilungskräfte »im Eimer sind«, und solange man den grundlegenden Gesundheitszustand des Patienten an jener Stelle beläßt, an der er krank geworden ist.

Das ist der wichtigste Grund, warum man in der heutigen (Schul-)Medizin chronische Krankheiten nicht ausheilen kann und warum die Leute krank bleiben: Man beginnt eine Therapie, ohne davor eine Basisregeneration durchzuführen. Also fällt diese Therapie auf keinen fruchtbaren Boden, sondern wird das Immunsystem nur weiter überfordern.

Es muß also eine »Therapie vor der Therapie« – eben die Basisregeneration – zur Ankurbelung des Immunsystems gemacht werden.

Die »Therapie vor der Therapie« ist notwendig

Das Beste, beziehungsweise der Witz an dieser Sache ist, daß die meisten Patienten schon einfach durch diese Basisregeneration, wenn sie zur rechten Zeit durchgeführt wird, gesund werden. Das zeigt uns, daß die Selbstheilungskräfte – einmal angespornt – oft ohne weitere Therapie die Gesundheit herbeiführen können.

Die Basisregeneration besteht aus drei Schritten

1. Man muß eine Ernährungskorrektur durchführen. Was zu verändern ist, ergibt sich aus den bisherigen Fehlern des Patienten. Die meisten Menschen machen beim Essen und Trinken Fehler, die man korrigieren muß. (Siehe Kapitel Ernährung, Zucker.)

2. Der zweite Schritt besteht aus Gaben einer Kombination von bestimmten Vitaminen. Welche Vitamine und wieviel davon zu verordnen sind, wird von Patient zu Patient verschieden sein. Verallgemeinernd kann man aber sagen, daß in jedem Fall ein Mangel vorhanden und für eine Genesung ein Mehr an Vitaminen und derartigen Stoffen nötig ist.

3. Das richtige Aufmuntern der Selbstheilungskräfte erfolgt durch den dritten Schritt. Ich kann im Rah-

Ernährungskorrektur, Vitamine, Eigenblut-Injektionen mit homöopathischen Mitteln und einem Ozon-Sauerstoff-Gemisch kurbeln das Immunsystem an

men dieses Buches nicht auf individuelle Eigenheiten von Patient und Krankheit eingehen, daher will ich Ihnen sagen, was in den meisten Fällen anwendbar ist und hilft: Ich verwende meist eine Injektion mit ein paar homöopathischen Mitteln, Eigenblut des Patienten sowie ein Ozon-Sauerstoff-Gemisch. Um eine Wiederherstellung der Selbstheilungskräfte zu erreichen, sind vier bis acht Injektionen notwendig.

Bei einigen Krankheiten ist die Basisregeneration in anderer Form notwendig

Aber ich muß darauf hinweisen, daß bei allergischen Krankheiten, bei fortgeschrittenem Rheuma, bei sogenannten Auto-Immun-Krankheiten und bei Schilddrüsen-Überfunktion die Basisregeneration in anderer Form durchgeführt werden soll.

3 Die Krankheiten von A – Z

Jetzt folgt ein langes Kapitel, in dem Krankheiten (ohne Anspruch auf Vollständigkeit) von A bis Z beschrieben werden. Natürlich kann ich nicht auf ganz spezifische Diagnosen und Details eingehen, aber Sie werden so weit »hinter die Kulissen« der Diagnoseführung blicken können, um in der Lage zu sein, Ihre Krankheit zu »durchschauen«. Damit ist der Weg zur Heilung oder zumindest Verbesserung offen.

Sie können im Fall einer Krankheit unter dem betreffenden Stichwort nachschlagen und werden – so glaube ich – wertvolle Hinweise finden. Ich habe versucht, keine langen Beschreibungen zu machen, sondern mich knapp und treffend auszudrücken. So kann es durchaus sein, daß Sie zum Beispiel bloß eine kurze Bemerkung finden, die auf Ihren Fall zutrifft, aber das kann dennoch bedeuten, daß dieser Hinweis für Sie sehr wichtig ist.

Im Krankheitsfall unter A-Z nachschlagen

Bitte beachten Sie, daß auch in anderen Kapiteln – also unter anderen Stichworten – Dinge stehen, die für Ihre Krankheit zutreffend sein können. In diesem Zusammenhang möchte ich auch besonders auf das Stichwort »Seltsame Beschwerden« (siehe Seite 163) hinweisen.

Schmökern Sie ein bißchen – oder noch viel besser – lesen Sie das Buch von Anfang bis Ende! Ich habe

nämlich alle wesentlichen Punkte sowohl der Ganzheitsmedizin als auch der modernen Naturheilkunde
hineingepackt. Sie finden alle Aspekte, die unbedingt
notwendig sind, um die Sache in ihrer Ganzheit zu
verstehen.

*Wer mehr
verstehen will,
liest von der
ersten bis zur
letzten Seite*

Für den Leser, der mehr verstehen will, wird es not-
wendig sein, das Buch von der ersten bis zur letzten
Seite zu lesen, denn bisweilen wird er in anderen
Abschnitten unvermutet Dinge finden, die für seinen
Fall wesentlich sind, die aber in »seinem« Kapitel gar
nicht stehen.

Da das Buch auf diese beiden Arten zu lesen ist, mag
man mir verzeihen, wenn Wiederholungen vorkommen. Aber sie sind meist von unterschiedlichen Blick-
punkten aus beschrieben und sollten eigentlich nicht
stören, sondern – im Gegenteil – zu einem weiteren
und besseren Verständnis der Zusammenhänge führen.

Akne

Man muß zuerst eine Unterscheidung machen, ob es sich um »Pickel« beziehungsweise »unreine Haut« oder wirkliche Akne – Akne vulgaris – handelt.

Pickel und unreine Haut

Diese Erscheinungen treten viel häufiger auf, als Akne vulgaris. Pickel und unreine Haut haben fast immer mit der eigenen Bakterienflora zu tun! Das sind jene Bakterien, mit denen der Mensch zusammenlebt. Sie befinden Sich vom Mund abwärts im Magen-Darm-Trakt. Eine nicht ganz richtige oder geschwächte Darmflora bildet meist die Ursache für diese Art der Akne. Sollten Pickel an einer bestimmten Stelle (etwa am Unterkiefer einer Gesichtsseite) vermehrt auftreten, kann es auch sein, daß sich genau darunter ein Herd (zum Beispiel ein Zahnherd) befindet.

Die Behandlung ist leichter als bei Akne vulgaris, weil man hier die Ursache behandeln kann. Man muß die richtigen Bakterien züchten und fördern, oft auch mit Hilfe einer wiederholten Impfung, die das Zusammenwirken des körpereigenen Immunsystems mit der Darmflora wiederherstellt. Die Ernährung muß korrigiert werden, insbesondere darf kein Zucker konsumiert werden (wichtig!). Eigenblut-Injektionen sind sehr förderlich. Durch diese Maßnahmen ist der Erfolg fast garantiert.

Pickel und unreine Haut sind gut behandelbar

Akne vulgaris

Diese Krankheit hängt meistens mit Hormonen zusammen und ist daher nicht leicht zu behandeln. In der Schulmedizin gibt man heute meistens über lange Zeit Antibiotika (bakterientötende Substanzen) oder Hormonpräparate. Die Akne geht während der Ein-

Akne hängt meist mit Hormonen zusammen

nahme meist zurück, um danach unvermindert wiederzukommen. Äußerliche Behandlungen wie Reinigung beispielsweise kann man sich vom Hautarzt verschreiben lassen. Mit Kortison sollte man gar nicht erst anfangen.

Mit Kortison sollte man gar nicht erst anfangen

Therapie: Eigenblut-, Eigenharn-Behandlungen, reinigende Tees, Fastenkuren, Ernährungskorrektur.

Diese Behandlungen wirken relativ gut, sind jedoch nur bedingt ursächliche Therapien, und daher kann man sich von seiten der Naturheilkunde in diesem Fall auch keinen hundertprozentigen Erfolg erwarten.

Allergie

Allergie ist ein Sammelbegriff für Erkrankungen, bei denen das Immunsystem »überschießend« reagiert. Es sei an dieser Stelle erwähnt, daß auch »entzündliche« rheumatische Krankheiten vom Prinzip her in diese Rubrik fallen (also eigentlich in die »allergische« und nicht in die »entzündliche«).

Das Immunsystem irrt und bekämpft Feinde, die keine sind

Ekzeme, Neurodermitis, Asthma, Heuschnupfen und ähnliche Dinge fallen in die Gruppe der Allergien. Das Immunsystem des Organismus begeht einen Irrtum und macht den Fehler, sich zum Beispiel gegen Birkenpollen oder Exkremente der Hausstaubmilbe zu wehren.

Bei der Allergie ist es wichtig, im Hinblick auf die Therapie zu unterscheiden, ob eine angeborene Veranlagung vorhanden ist oder nicht. Meist läßt sich dieser angeborene Faktor dadurch entlarven, daß man bei Mutter, Vater oder den Geschwistern ebenfalls die Neigung zu allergischen Erkrankungen findet. Je stärker der erbliche Anteil an der Erkrankung beteiligt ist, desto schwächer ist der Therapie-Erfolg – auch von naturheilkundlicher Seite.

Aber Sie müssen wissen: Ein Patient muß immer etwas falsch machen, damit auch eine ererbte Krankheit zum Ausbruch kommen kann. Hätte man sich keinen Fehler in der Lebensführung geleistet, wäre die Krankheit meist gar nicht zum Ausbruch gekommen.

Aber da bereits Kinder mit Zucker, Kuhmilchprodukten und veränderter »künstlicher« Nahrung aufgezogen werden, wird dieser ererbte Faktor rasch gefördert. Überdies wird er von Generation zu Generation stärker: Das heißt, die Kinder erkranken bereits früher und heftiger an den allergischen Krankheiten, als es bei ihren Eltern der Fall war.

Kinder werden mit »künstlicher« Nahrung aufgezogen und erkranken früher und stärker an Allergien als ihre Eltern

Das ist nur eine der fatalen Folgen der »wissenschaftlichen, modernen Ernährungslehre«, die die Nahrungsmittel in Kohlenhydrate, Eiweiß und Fette einteilt, anstatt zum Beispiel in Blattgemüse, Wurzelgemüse etc. So hat man im Windschatten von scheinbarer »Wissenschaft« den Kindern einfach Kohlenhydrate, Eiweiß und Fette gegeben, statt sich daran zu orientieren, was über Jahrtausende die Basis für unsere menschliche Ernährung war, nämlich »das, was draußen wächst«!

Selbstverständlich spielt auch die gestiegene Umweltvergiftung eine große Rolle bei der Zunahme der Allergien, ebenso die breite »Versorgung« der Menschen mit Chemikalien und Medikamenten.

Alle Allergien haben ein gemeinsames Prinzip

Da die verschiedenen allergischen Erkrankungen alle ein gemeinsames Prinzip haben, sei bereits an dieser Stelle erwähnt, was üblicherweise zur Ausheilung beiträgt. Wie gesagt gibt es einen erblichen Anteil, den wir nicht therapieren können. Aber es gibt auch

Erworbene Allergien sind heilbar

die erworbenen Allergien, wo dieser Faktor nicht vorhanden ist und die daher heilbar sein sollten; und man kann bei der erblich (mit)bedingten Erkrankung jenen Anteil gut behandeln, der nicht erblich ist. In den erblichen Fällen wird man nur eine Besserung erzielen können (etwa so, daß man kein oder weniger Kortison verwenden muß) und auf eine Ausheilung verzichten müssen.

Unterschwellige Allergien müssen behandelt werden

Es gibt auch unterschwellige Allergien (besser genannt »Unverträglichkeiten«: Zum Beispiel häufig auf Milcheiweiß oder Weizen), die nicht mit den üblichen (schulmedizinischen) Methoden diagnostizierbar sind. Wenn man diese unterschwelligen Allergien nicht behandelt, werden sie zu krankmachenden Faktoren und können in späterer Folge zur Entstehung anderer Krankheiten beitragen (zum Beispiel Rheuma).

Ich möchte nochmals darauf hinweisen, daß man mit der Lebensführung sehr wohl mitbestimmen kann, ob eine ererbte allergische Erkrankung zum Ausbruch kommt – und damit sollte man nicht spielen! Denn je mehr man etwa durch Zuckeressen die Krankheit fördert, desto stärker etabliert sie sich, setzt sich fest und umso schwerer wird man sie wegbekommen.

Entscheidende Faktoren für die Therapie

Die Ernährung spielt eine große Rolle: Erstens wegen möglicher Allergene in der Nahrung, zweitens wegen des Untergrabens der Gesundheit, so daß sich die Allergie als Krankheit (wie jede andere Krankheit) verschlechtert.

Darmbakterien: Der menschliche Körper ist in weitester Auslegung eine Organisation aus vielen unterschiedlichen »bakterienartigen« Kulturen, die zusammenarbeiten und deren Aufgaben genau verteilt sind. Deshalb wirkt eine Therapie der Bakterienflora immer auch günstig bei der Behandlung von Allergien, insbesondere durch die »Impfung« mit Symbioflor Antigen o.ä.

Meistens spielen auch Pilze (im Darm) eine wesentliche Rolle bei der Aufrechterhaltung der Allergie, daher ist es sehr wichtig, die Bakterienflora in Ordnung zu bringen, damit die Lebensbedingung der Pilze zerstört wird.

Wichtige Faktoren: Ernährung, Darmbakterien, Pilze

Bioresonanz- oder Mora-Therapie: Dazu muß ich sagen, es genügt nicht, daß ein Behandler dieses Gerät besitzt, sondern es ist entscheidend, wie gut er damit umgehen kann. Ich selbst mache diese Therapie nicht, schicke aber oft Patienten zur Behandlung und sehe immer wieder, daß es mehr auf den Therapeuten als auf das Gerät ankommt. Oder mit anderen Worten: Wenn Sie eine derartige Therapie schon gemacht haben und sie hat nicht geholfen, kann es durchaus sein, daß ein anderer Behandler den gewünschten Erfolg erzielen kann! Oft hängt es auch damit zusammen, daß viele Therapeuten auf die Ernährungskorrektur vergessen. Wenn dort schwere Fehler gemacht werden, läuft gar nichts. Schade ums Geld! (»Therapie vor der Therapie« notwendig!) Aber diese Behandlungsmethode an sich ist eine gute und zur Behandlung von Allergien geeignet.

Ohne Ernährungskorrektur ist kein Erfolg mit Bioresonanz möglich

Eigenblut-Behandlungen: Im Fall der Allergien mit stärkeren Verdünnungen oder anderen Verarbeitungen aus Patientenblut.

Nosoden: Das sind homöopathische Mittel, die die Krankheit selbst enthalten. Zum Beispiel kann man eine Allergie auf Milcheiweiß mit starken Verdünnungen von Milcheiweiß behandeln.

Eigenharn-Behandlungen: dazu gibt es einige Bücher, bitte besorgen Sie sich eines im Buchhandel.

35

Allergostop nach Theurer: Injektionsbehandlung, bitte fragen Sie Ihren Arzt danach. (Firma »VitOrgan«)

Wann ist »Desensibilisierung« oder »Hyposensibilisierung« sinnvoll?
Von den schulmedizinischen Behandlungsmöglichkeiten steht die sogenannte »Desensibilisierung« oder genauer die »Hyposensibilisierung« zur Diskussion, die meist von Allergie-Ambulatorien gemacht wird. Auch hier gibt es eine Faustregel: Leidet man an einer (zum Beispiel gegen Birkenpollen allein) oder höchstens zwei Allergien, so hat eine Desensibilisierung Sinn, und man kann mit gutem Erfolg rechnen. Leidet man hingegen an mehreren Allergien, ist es sinnvoller, wenn man die Therapie gegen die prinzipielle Verirrung des Körpers – sich gegen »eingebildete Feinde« zu wehren – richtet. Das gilt besonders dann, wenn man anfangs kaum gegen etwas allergisch war, dann aber gegen zwei, drei und später gegen noch mehr Dinge allergisch wurde. In diesen Fällen ist es offensichtlich, daß das Immunsystem sich immer weiter verirrt, und das muß korrigiert werden.

Bei einer oder zwei Allergien kann man mit einer Desensibilisierung Erfolg haben

Eine ganzheitliche Therapie lohnt sich auf jeden Fall
Allergien sind nicht leicht zu behandeln, manchmal hat man raschen Erfolg, manchmal fast keinen. Das hängt mit der Vielfältigkeit der Fälle zusammen, mit versteckten Allergien und damit, daß man bei der Konstruktion eines Therapie-Planes keinen Faktor übersehen darf.
Aber da die Schulmedizin außer akutmedizinischen Maßnahmen und der »Hyposensibilisierung« ohnehin keine Möglichkeit hat, Allergien zu therapieren, lohnt sich der Versuch auf jeden Fall. Bei manchen Leuten muß man sich damit zufriedengeben, daß sich der

Zustand nicht weiter verschlechtert. Das Meiden derjenigen Substanzen, gegen die man allergisch ist, ist natürlich wesentlich für die Therapie.

Oft ist es gelungen, auch bei einem vorhandenen Allergie-Faktor mittels »Körnerkost« (vegetarische Kost mit Biogetreide als Grundstoff nach Dr. Max O. Bruker) alle Allergien zum Verschwinden zu bringen. Dabei ist zu beachten, daß kein tierisches Eiweiß gegessen werden darf, vor allem keine Kuhmilch (und Milchprodukte). Man muß das wohl mindestens ein Jahr lang durchziehen. Dann heilt sich das Immunsystem selbst aus, falls man während dieser Zeit nicht irrtümlich irgendein Nahrungsmittel zu sich nimmt, auf das man auch allergisch ist. (Dazu empfehlenswerte Literatur: »Schnitzer-Kost« sowie die Bücher von Dr. Max O. Bruker).

Durch reine »Körnerkost« ohne tierisches Eiweiß können Allergien verschwinden

Das waren grundsätzliche Bemerkungen zum Sammelbegriff der Allergien. Alles andere lesen Sie unter dem jeweiligen Krankheitsbegriff.

Altersbeschwerden

Natürlich ist der menschliche Körper der Alterung unterworfen. Aber viele Leute geben sich viel zu früh mit der »Ausrede« zufrieden, daß ihre Beschwerden »altersbedingt« seien.

»Altersbedingte Beschwerden« dienen oft als »Ausrede«

Die Gesundheit wird von einander entgegengesetzten Kräften bestimmt: Auf der einen Seite wirken die Anfechtungen und krankmachenden Faktoren, dem entgegen arbeiten auf der anderen Seite die Lebenskraft, die Ernährung und viele andere Dinge, die wir als »gesundheitsfördernde Maßnahmen« zusammenfassen können. Je nachdem, welche Seite überwiegt, wird jemand rascher oder weniger rasch zu Krankheit und Alter hinüberwandern. Also ist es doch einleuchtend, daß man die positiven, gesundheitsfördernden Kräfte unterstützen und stimulieren muß.

Altersbeschwerden sind gut behandelbar

Es hat sich herausgestellt, daß viele der sogenannten Altersbeschwerden verschwinden, wenn man einfach eine Basisregeneration durchführt (siehe Kapitel »Basisregeneration«, Seite 25). Jedenfalls gibt es bei ca. 90 % der Patienten eine merkliche und anhaltende Besserung. Man sollte nicht darauf verzichten, denn gerade im Alter kann das den Unterschied ausmachen zwischen endgültigem Bergabgehen oder Nicht-Bergabgehen des Allgemeinzustandes. Altersbeschwerden sind (zum Beispiel auf diese Weise) sehr gut behandelbar. Man sollte sich aufraffen und es versuchen!

Bei 90 % der Patienten gibt es Erfolge durch Basisregeneration

Amalgam-Belastung

Beim Amalgam gibt es zweierlei Probleme:
1. Die langsame Vergiftung mit Quecksilber (das aus Amalgam-Zahnfüllungen entweicht) und
2. mögliche Allergien auf eines der Füllungsmaterialien. In diesem Fall werden Allergietests Aufschluß geben, und die Füllungen werden auf Krankenkassenkosten durch andere ersetzt.

Die langsame Vergiftung mit Quecksilber

Das aus Zahnfüllungen entweichende Quecksilber kann zu den unterschiedlichsten Störungen führen. Weil es keine typischen Erscheinungen gibt, wurde das Problem lange vernachlässigt. Aber Quecksilber im Organismus behindert wie jedes andere Schwer-

Quecksilber behindert Zellvorgänge

metall die Zellvorgänge und fördert Krankheit. Meistens kommen auch noch andere schädigende Faktoren dazu wie Rauchen oder Zuckeressen, und daher entstehen Krankheiten.

Man wird in der Medizin lernen müssen, daß nicht nur Ursache A die Krankheit X hervorruft. Das wäre wirklich zu einfach. Es passiert vielmehr so: Ursache A verursacht die erste Schädigung dort, wo beim Patienten der schwächste Punkt ist, und daher wird dort die Krankheit ausbrechen. Aber auch Ursache B oder C können ganz genau die gleiche schwache Stelle treffen und Krankheit X auslösen. Verwirrend? Nein, ganz im Gegenteil! Wenn man einmal das Prinzip durchschaut hat, wird alles sehr, sehr einfach. Ganz egal nämlich, worunter der Patient leidet: Man muß die Fehler beheben, die er gemacht hat und noch immer macht, und die Krankheit wird bedeutend leichter werden. Man darf also als Behandler nicht nur auf die Krankheit starren (meist sowieso nur Symptome), sondern man muß die Fehler ergründen und korrigieren. Deswegen funktioniert die Basisregeneration als derart einfache Maßnahme bei den unterschiedlichsten Erkrankungen. Das ist doch verständlich, oder?

Krankheiten entstehen meist durch mehrere Ursachen

Zurück zum Amalgam: Ich habe ca. 300 Personen auf Quecksilber-Depots im Organismus getestet. Menschen mit viel Amalgam im Mund hatten oft seltsamerweise nur ganz wenige Ablagerungen im Körper und umgekehrt. Aber die Patienten, die viel Zucker zu sich genommen haben, hatten stark gehäuft Quecksilber-Depots im Körper – und das oft ganz unabhängig von der Menge an Amalgam im Mund!

Starker Zuckerkonsum fördert Quecksilber-Depots im Körper

Also kann ich aus meiner Praxis sagen: Das Amalgam-Problem ist kleiner, als die Amalgam-Gegner glauben. Mit Sicherheit ist das Zuckeressen das weitaus größere

Problem. Fast immer hat die Basisregeneration nachhaltig geholfen! Nur ganz selten mußte ich das Quecksilber ausleiten, damit die Krankheit verschwand (siehe Polyarthritis, Quecksilber-Belastung, Seite 56).

Anämie, Blutarmut

Bei dieser Krankheit ist die Zahl der roten Blutkörperchen erniedrigt. Da diese den Sauerstoff transportieren, fühlt man sich bei einem Mangel müde und erschöpft. Zur Bildung der roten Blutkörperchen wird Eisen benötigt, daher führt ein Mangel an Eisen – aber auch andere Mängel – zur Anämie.

Ursachen von Anämie können Eisenmangel, Giftbelastungen, andere Krankheiten sein

Oft tritt Anämie auch in der Folge einer anderen Erkrankung oder Gift-Belastung auf. Also muß jene andere Krankheit gefunden und behandelt werden, beziehungsweise muß man die Gift-Belastung (häufig sind es chemische Medikamente) finden und ihr entgegenwirken.

Wenn man kein erniedrigtes Eisen im Blutbefund und auch keine andere Krankheit findet, sollte man eine gute Ernährung einhalten und eine Basisregeneration durchführen, damit die Selbstheilungskräfte zur eigenständigen Reparatur angeregt werden.

Angina, eitrige Halsentzündung

Hier gibt es wieder die beiden Möglichkeiten: Eine akute oder eine chronische Angina. Meist sind es akute Entzündungen mit Fieber und »Eiterstippchen« im Hals. Aber der chronische Umstand ist das Immer-Wiederkehren dieser akuten Entzündungen.

40

Die akute Form kann man mit einer kurzen, aber effektiven Antibiotika-Behandlung ausmerzen, aber – besonders bei Kindern – geht es oft ebenso schnell und effektiv mit »Pro-Biotika«. Das ist nichts anderes als das »Überschwemmen« des entzündeten Gebietes mit Symbioflor I. Dieses Mittel »ekelt« die falschen Bakterien hinaus, beziehungsweise zwingt es diese, sich in die nicht-krankheitserregende Form zurückzuwandeln.

Halsentzündungen bei Kindern heilen schnell, wenn man das Richtige macht. Länger dauert es bei Erwachsenen, aber die wollen oft möglichst rasch wieder arbeiten gehen. Daher empfehle ich bei Angina mit starkem Krankheitsgefühl und Fieber folgendes Vorgehen: Zuerst kann man die Angina mit Antibiotika niederschlagen, aber dann muß man die vorher schon gestörte und jetzt durch die Therapie nochmals geschädigte Bakterienflora wieder aufbauen. Das geschieht durch Ernährungskorrektur, Symbioflor und andere Bakterienpräparate. Meist ist bei Erwachsenen zusätzlich das Immunsystem angegriffen, weshalb eine Basisregeneration sehr, sehr ratsam wäre.

Im Akutfall helfen bei Kindern »Pro-Biotika« – sie sind schnell und effektiv

Bei Erwachsenen ist eine Kombination von Antibiotika und Naturmedizin erfolgreich

Infektanfälligkeit bei Kindern erfolgreich behandeln

Kinder haben sehr häufig Anginen, manche fallen von einer Angina in die nächste (es können auch Mittelohrentzündungen oder Bronchitis sein). Sie bekommen dann jedesmal Antibiotika. Ärzte und Eltern sind meist ratlos bezüglich des Immer-Wiederkehrens. (Da es für diesen Fall kein patentierbares Medikament zur »Gesundmachung« gibt, kommt auch keine Anweisung von der Pharma-Industrie, und deshalb wissen die Ärzte nichts mit diesem Zustand anzufangen. Sie haben vergessen, wie man Medizin betreibt).

41

Aber es ist ganz einfach: Das Kind darf keinen raffinierten Zucker oder Süßspeisen zu sich nehmen (weil das die falschen Bakterien züchtet), man gibt Symbioflor I und Vitamine. Im Normalfall braucht man keine weitere Therapie. Das Kind wird aufhören, infektanfällig zu sein. (Siehe auch »Infektanfälligkeit bei Kindern«, Seite 123)

Angina pectoris, Herz-Asthma
(siehe Herzerkrankungen)

Aphten

Das sind kleine wunde Stellen in der Mundschleimhaut. Es ist anzunehmen, daß es sich um Viren handelt, die dauernd da sind (oder auch wieder verschwinden) und diese kleinen Geschwürchen von Zeit zu Zeit auslösen.

Wenn man den »Feind« nicht fassen kann, muß die Abwehrkraft gestärkt werden

Es ist ein grundlegendes Prinzip der Naturheilkunde, daß man – wenn man den »Feind« nicht fassen kann – einfach dadurch zum Erfolg kommt, daß man die Abwehrkraft des Organismus stärkt. So tun wir es hier. Mit einer Basisregeneration und einer Bakterienzüchtung schafft man ein derart krankheitsfeindliches Milieu, daß die Aphten verschwinden, auch wenn das Virus drinnenbleiben mag.

Da das nicht in allen Fällen hilft, muß ich auch andere Verfahren erwähnen, von denen Erfolge berichtet werden: Urin-Therapie, Soma-Dyne-Gerät, Impfung mit Baypamum, mit kolloidalem Silber besprühen, Symbioflor I aufpinseln.

Arteriosklerose, Arterienverkalkung

Darüber gibt es viel zu sagen. Vor allem muß man festhalten, daß es sich um eine ernährungsbedingte Erkrankung handelt. Also: Der Patient selbst ist der Verursacher.

Wie entsteht Arteriosklerose?

1. Allgemein: Im Grunde führt jeder dauernd gemachte Ernährungsfehler zu einem Untergraben der Gesundheit. Wenn also jemand (genetisch) zu dieser Krankheit neigt, wird er sie durch jeden Fehler, der über längere Zeit begangen wird, fördern.

Jeder andauernde Ernährungsfehler fördert die Krankheit

2. Der Beginn des arteriosklerotischen Prozesses geschieht durch Einlagerung von Teilchen in die feine, elastische Innenwand der Arterien (das sind die blutführenden Röhren, die vom Herzen das Blut in die Peripherie tragen). Speziell durch eine Überernährung mit tierischem Eiweiß entsteht diese Einlagerung. Damit beginnt der Prozeß. Anders gesagt: Zu viel Fleischessen oder Milchtrinken führt zu einem Überschuß an tierischem Eiweiß, das der Organismus nirgends speichern kann und das er auch nicht rasch genug abarbeiten kann. Der menschliche Körper kann Fette speichern, er kann Kohlenhydrate speichern beziehungsweise rasch zu Fetten umwandeln, aber er »weiß« nicht, was er mit zuviel Eiweiß anfangen soll! Aus pflanzlicher Ernährung kann nie so viel Eiweiß auf einmal in den Organismus gelangen, so daß sich dieses rückstaut und die Innenwände der Arterien beschädigt. Möglicherweise ist das ein Hinweis darauf, daß der Mensch eigentlich Vegetarier ist!

Ein Überschuß an tierischem Eiweiß führt zu Einlagerungen

Die Innenwand der Arterien ist geschwollen und krank

Cholesterin bildet Kristalle und verletzt das zarte Gewebe

3. Nun haben wir also eine aufgequollene Innenwand der Arterien, gefüllt mit Material, das nicht ausgespült werden kann. Dadurch, daß alles dicker und gequollen ist, lagern sich andere Stoffe ebenfalls ab, die im gesunden Zustand sofort weggespült würden. So aber nicht. Die Innenwand ist jetzt geschwollen und krank.

4. Nun erst kommt das Cholesterin ins Spiel. Das Cholesterin ist nicht schuld und auch nicht ursächlich am Arteriosklerose-Prozeß beteiligt. Es lagert sich erst jetzt mit anderen Substanzen an den Innenwänden ab. Das Cholesterin hat jedoch die schlimme Eigenschaft, Kristalle zu bilden, wenn es sich ablagert, und diese schneiden, reißen und verletzen das zarte Gewebe.

5. Die Vernarbung. Jeder weiß, daß Narben hart werden und nicht mehr elastisch sind. Man nennt diesen jetzigen Zustand »Atheromatose« und »Atherosklerose«, was so viel heißt wie »narbige Verhärtung der Innenwand der Arterien«. Das ist die unmittelbare Vorstufe der richtigen Arterienverkalkung.

6. Es ist ein normaler Prozeß, daß Narben im Körper verkalken. Jetzt haben wir also die Verkalkung.

Verhärtung und Verengung der Arterien: Steigender Blutdruck auf drei Arten

Zu einer generellen Verkalkung kommt es dann dadurch, daß dieser Prozeß eine Eigendynamik enthalten kann und – einmal begonnen – munter fortschreitet. Die Folge ist natürlich Verhärtung plus Verengung der Arterien. Das wieder führt zu steigendem Blutdruck auf drei Arten.

1. Die Verhärtung führt dazu, daß die Pulswelle des Herzens nicht wie früher elastisch aufgefangen

wird, sondern mit hohem Druck in die Peripherie knallt. Das wird meßbar an erhöhtem Blutdruck.

2. Das ganze Röhrensystem wird enger, während die Flüssigkeitsmenge (das Blut) nicht geringer wird. Wie in einem Zentralheizungssystem steigt dadurch der Druck.

3. Da die Röhren enger werden, wird als Folge die Blutversorgung schlechter. Die Rückmeldung aus der Peripherie sagt:»Herz, bei mir kommt nicht genug Blut an, mach mehr Druck.« Also steigt der Blutdruck, weil das Herz dazu aufgefordert wird, um die Durchblutung der Organe zu gewährleisten. Die Situation sieht so aus: Wir haben nun ein angestrengteres Herz, aber dennoch eine allgemein schlechtere Durchblutung.

Angestrengtes Herz, trotzdem schlechte Durchblutung

Schulmedizinische Therapie: Nur stützend, nicht heilend

Die heutige schulmedizinische Behandlung besteht aus Stützung der Herztätigkeit (Herzmedikamente), blutdrucksenkenden Mitteln (das führt aber leider wieder zu schwächerem Blutstrom und dadurch schwächerer Durchblutung) und durchblutungsfördernden Mitteln. Diese Form der Therapie ist eine stützende, aber keine ursächliche. Sie verhindert ein Ausarten in akut gefährdende Zustände. Wenn die Arteriosklerose fortgeschritten ist, wird diese Behandlung wohl auch notwendig sein.

Es wird heute vielfach darauf verwiesen, sich »fett- und cholesterinarm« zu ernähren. Dieser Ratschlag geht am Prinzip der Sache vorbei, mag aber von gewissem untergeordnetem Wert sein (siehe Kapitel »Cholesterin«, Seite 79). Daß das Rauchen eindeutig die Arteriosklerose vorantreibt, gilt als erwiesen.

Ganzheitsmedizin: Ursächliche Behandlung und Heiltherapie

Man kann auch bei Arteriosklerose ursächlich behandeln und tatsächliche Heilmaßnahmen durchführen. Im Grunde ist es eine ähnliche Sache wie in allen anderen Abschnitten der (Natur-)Medizin: Unsere Partner sind die Selbstheilungskräfte und die Regenerationsfähigkeit des Organismus, die es bis ins hohe Alter gibt. Natürlich bestimmt das Stadium der Arteriosklerose die Therapie:

1. Ganz am Anfang steht die Vorbeugung. Im Grunde soll die Ernährung aus viel Rohkost (Salat, Obst, Gemüse), Vollwertgetreide (liefert viel pflanzliches Eiweiß) und kaltgepreßten Ölen bestehen. Fisch und Fleisch dürfen nur als »Garnierung« dienen und auf keinen Fall – wie heute üblich – das wichtigste Stück der Mahlzeit sein. (Wobei Fisch besser wäre als Fleisch.)

Auch bei der Arteriosklerose ist die tägliche Zufuhr von raffiniertem Zucker krankheitsfördernd, was wir schon daraus schließen können, daß die Arteriosklerose als schlimmste Folgeerscheinung der Zuckerkrankheit gilt.

2. Ist schon ein erhöhter Blutdruck vorhanden und der arteriosklerotische Prozeß bereits im Gang, muß man die oben genannte Ernährung (– wenn nicht gar in verschärfter Form –) strikt einhalten. Zusätzlich muß unbedingt eine medizinische Behandlung durchgeführt werden.

Notwendig sind Vitamine als Dauerkonsum, um ein Gegengewicht zu den verschlechterten Bedingungen zu schaffen. Vitamin C unterstützt die ständig nötige Entgiftung, Vitamin E verursacht eine verbesserte Nutzung des Sauerstoffs, Vitamin B_3

(Niacin) sorgt für rasche Verarbeitung des Fettstoffwechsels, die Säuberung der kleinen Blutgefäße und wirkt allgemein der Arteriosklerose entgegen. Wenn man das alles zusammen mit der genannten drastischen Ernährungskorrektur wirklich konsequent durchführt, kann man erwarten, daß der Krankheitsverlauf derartig verlangsamt und verzögert wird, daß man die richtigen Spätfolgen sozusagen gar nicht mehr erlebt.

3. Ist das Ganze bereits weiter fortgeschritten, empfehle ich zusätzlich einmal im Jahr eine Serie von »kleinen oder großen« Ozon-Behandlungen. Das revitalisiert die Regenerationsvorgänge, die Durchblutung wird verbessert und vieles andere mehr.

Therapie bei ausgeprägter Arteriosklerose

Zuvor muß ich darauf hinweisen, daß sich die Arteriosklerose an verschiedenen Stellen des Körpers mehr oder weniger ausprägen kann.

Dies führt dann dazu, daß

- der eine Patient zuerst am Herzen leidet (Herzbeschwerden, »Angina pectoris«, Atemnot beim Stiegensteigen etc.)
- der andere Durchblutungsstörungen an den Beinen hat (»Schaufensterkrankheit«: man bleibt alle 30 Meter »beim Schaufenster« stehen, damit das Bein sich erholen kann).
- Bei manchen Patienten verkalken Gehirnarterien,
- andere hingegen haben eine allgemeine Arteriosklerose und der hohe Blutdruck steht ganz im Vordergrund.

In diesen ausgeprägten Fällen kommt zu den vorigen Schritten die Ozon-Therapie als allgemeine und durchblutungsfördernde Maßnahme dazu. Ich habe

Arteriosklerose kann sich an verschiedenen Stellen des Körpers ausprägen

gesehen, wie nach der Behandlung die Herzbeschwerden verschwunden und lange nicht wiedergekommen sind, ebenso wie andere Durchblutungsstörungen, zum Beispiel in den Beinen.

Bei fortgeschrittenen Zuständen erreicht man anhaltende Erfolge durch Chelat-Therapie

Um aber wirklich anhaltende Erfolge bei fortgeschrittenen Zuständen zu erzielen, sollte man die Chelat-Therapie anwenden. Das ist eine Behandlung mit Infusionen, die etwa zweimal pro Woche (jeweils ca. vier Stunden) durchgeführt wird.

»Chelat« kommt aus dem Französischen beziehungsweise dem Lateinischen und bedeutet »umgreifen«. Dieser Ausdruck beschreibt, wie Metalle und Schwermetalle im menschlichen Körper (meistens durch Eiweißkörper) wie mit einer Klammer umgriffen und dadurch gebunden werden. Zum Beispiel wird das Eisen im menschlichen Organismus von Bausteinen wie Hämoglobin, Ferritin und Transferrin zu verschiedenen Zwecken auf diese Weise umklammert und seiner Bestimmung zugeführt. Ursprünglich wurde diese Therapie zur Ausschwemmung von giftigen Schwermetallen angewendet. In der Infusionsflüssigkeit werden EDTA und andere sogenannte Chelat-Bildner gemischt, und so wird der Organismus für vier Stunden ausgespült.

Bei fortgeschrittener Arteriosklerose sind 20 bis 30 Infusionen notwendig, um eine Verschlechterung zu stoppen. Dann werden zur Auffrischung jedes Jahr fünf bis zehn weitere Infusionen benötigt. In seltenen Fällen habe ich durchschlagende Erfolge schon nach drei bis vier Infusionen gesehen, so daß wir bald damit aufhören konnten. Dazu ein Fallbeispiel aus meiner Praxis: Ein Mann war wegen Herzbeschwerden frühpensioniert worden und mußte täglich mehrere Medikamente einnehmen. Nach vier Chelat-Infusionen benötigte er keine Medikamente mehr und konnte wieder seinem Beruf als Tischler ungehindert und anhaltend nachgehen. Aber wie gesagt, das ist eine wirkliche Ausnahme, mit der man im Normalfall nicht rechnen kann.

Man kann aber damit rechnen, daß die Arteriosklerose nicht mehr weiter fortschreitet und daß dadurch der Körper Gelegenheit bekommt, in Ruhe zu regenerieren und neue Durchblutungsgefäße in die gestörten Regionen zu schicken, die dann auch funktionieren. Das Resultat sind deutlich weniger Beschwerden und sehr verbesserte Chancen, daß ein Herzinfarkt oder Schlaganfall nicht mehr passiert. Auch blau verfärbte Zehen und ähnliche Durchblutungsstörungen an den Extremitäten können dadurch wieder in Ordnung kommen. Schulmediziner wissen nichts davon, weil diese Therapien nicht in Pharma-Zeitungen propagiert werden.

Die Behandlung ist bei 70 bis 80 Prozent der Patienten in irgendeiner Weise erfolgreich. Ich muß aber sagen, daß die Chelat-Therapie und die zuvor geschilderten Maßnahmen eher allgemein im Organismus wirken und daß bestimmte im Röntgen genau beschriebene verstopfte Arterien nicht wie durch ein Wunder aufgehen werden. Sollte daher eine ganz bestimmte Stelle alle Beschwerden auslösen, muß man diese operieren oder das Blutgefäß dehnen oder einen sogenannten Stent einsetzen (das heißt es wird ein kleines Röhrchen in das verengte Gefäß eingeschoben, damit die Durchblutung an dieser umschriebenen Stelle wiederhergestellt wird). Das sind schulmedizinische Methoden, die in den genannten Fällen sinnvoll sind. Sie können als akutmedizinische Maßnahmen eingestuft werden.

Schulmedizinische Akutmaßnahme: Operation oder Stent

49

Aber die ursächliche Behandlung erfolgt wie vorher beschrieben. Andere Maßnahmen wie Misteltee, Knoblauch- und Fischölkapseln beispielsweise sind gut, wirken sicherlich in die richtige Richtung, können aber nur als Zusatztherapie gesehen werden.

Weil diese Therapie-Abfolge sehr selten richtig durchgeführt wird, habe ich in Wien ein Zentrum für effektive Kreislauf-Therapie etabliert.

Arthritis

Arthritis ist eine Gelenksentzündung. Es kann nur ein Gelenk entzündet sein oder man ist allgemein erkrankt, was sich dann in entzündeten Gelenken an verschiedenen Stellen des Körpers äußert. In diesem Fall spricht man von einer rheumatischen Erkrankung, bei der das eigene Immunsystem körpereigenes Material (eben an den Gelenken) attackiert.

Die schulmedizinische Therapie ist eine akutmedizinische, um die Schmerzen erträglich zu machen und die Entzündung zu unterdrücken. Das ist natürlich *Nach den Akutmaßnahmen sollte man sofort mit der Therapie zur Ausheilung beginnen* legitim, weil die Patienten sehr darunter leiden. Aber es ist ein großes Versäumnis, nicht sofort im Anschluß an die Akutmaßnahmen eine Behandlung zur Ausheilung dieser Erkrankung zu beginnen, denn sonst passiert das, was heute immer passiert: Die Erkrankung wird chronisch und der Patient muß ein Leben lang Medikamente schlucken. Das dient nicht ihm, sondern der Pharma-Industrie – und die Gesunden leiden ebenfalls darunter, weil sie diese Vorgangsweise mitfinanzieren müssen.

Die Medizin muß hier umdenken und erkennen, daß es sich um eine Erkrankung des Immunsystems handelt, und daß demnach ohne sofortige Veränderung der Lebensweise und rasches Instandsetzen der Selbstheilungskräfte gar nichts läuft. Man muß vom rein pharmazeutischen Vorgehen zu einem medizinischen Vorgehen zurückkehren. Wenn man der Krankheit gestattet, sich eine Weile breitzumachen, ist es nur mehr sehr schwer, das Steuer noch einmal wirklich herumzureißen.

Ohne Veränderung der Lebensweise gibt es keine Heilung

Akute Entzündung in einem Gelenk

Bei einer akuten Entzündung in einem Gelenk kann es sein, daß Eiterung und Bakterien mitspielen. Das kommt aber selten und eher bei jungen Leuten vor. Eine konsequente Behandlung mit Antibiotika sollte in diesen Fällen die Krankheit ausmerzen. (Akutfall = Schulmedizin)

Meist jedoch sind nicht Bakterien die Ursache. Wenn das Gelenk dennoch akut entzündet ist, starke Schmerzen, Rötung und Schwellung auftreten, sind ebenfalls schulmedizinische Maßnahmen angebracht. (Ein Hinweis für eingefleischte Medikamenten-Verweigerer: Oft hilft im Akutfall auch eine Fastenkur von sieben bis zehn Tagen.)

Hat man das Ärgste überstanden, muß man – am besten mit einem Ganzheitsmediziner – herausfinden, wie man diesen Übelstand hervorgerufen oder zugelassen hat und wie man dementsprechend die Therapie konstruieren muß. Meistens liegt die Ursache im Immunsystem und geht auf ein generelles Absinken des allgemeinen Gesundheitszustandes zurück.

Oft sind Herde (versteckte Entzündungen), vorangegangene nicht ausgeheilte Erkrankungen oder Impfungen schuld, oder die Ursache liegt – wie so oft – im Darm bei falschen Bakterien und Pilzen (ähnlich wie bei der Polyarthritis). Es bedarf dann einer speziellen Basisregeneration, die sehr genau auf den Krankheitsfall zugeschnitten werden muß.

Gicht

Die akute Entzündung einzelner Gelenke kann auch Gicht zur Ursache haben. Das ist eine Ablagerung von Harnsäure im Gelenk. Häufig und typischerweise ist das Grundgelenk einer Großzehe betroffen. Ich habe zu oft erlebt, daß Patienten nur Medikamente bekommen und bezüglich Ernährung nicht oder nur ungenügend aufgeklärt werden. Ich werde das daher hier nachholen.

Pflanzliche Nahrung, kein tierisches Eiweiß, kein Kaffee, hefeloses Brot, kein Zucker sind die Therapie-Maßnahmen bei Gicht

Sollte also Gicht bei Ihnen begonnen haben (was man mit einem einfachen Blutbefund herausfinden kann), stellen Sie bitte das Fleischessen ein. Führen Sie eine Weile kein tierisches Eiweiß zu, ernähren Sie sich nur pflanzlich. Achten Sie darauf, daß Sie keinen Kaffee trinken und nur hefefreies Brot essen. Raffinierter Zucker ist sowieso verboten. Meist kann man dann bald mit der Akut-Therapie (Medikament) aufhören. Danach muß man sich bewußt sein, daß man zu Gicht neigt und die Ernährungskorrektur im wesentlichen beibehalten – also pflanzliche Kost, »garniert« mit wenig tierischem Eiweiß. Innereien bleiben verboten. Sprechen Sie mit einem ganzheitlich orientierten Arzt.

Kräuter und andere ähnliche Maßnahmen sind bei der Behandlung von Gicht untergeordnet und daher nicht wichtig.

Polyarthritis

Der Name bedeutet »Entzündung mehrerer Gelenke«. Es handelt sich meist um eine chronische Polyarthritis. Selbst wenn sie akut beginnt (also mit heißen, entzündeten Gelenken und starken Schmerzen), so ist das in der Regel ein akuter Schub oder der akute Beginn im Rahmen einer anhaltenden Krankheit. In diesem Fall wird man die Schulmedizin (wie es die Faustregel besagt) dazu benötigen, das Leben erträglich zu machen, aber sofort im Anschluß daran muß man beginnen, an der Ausheilung zu arbeiten. Mit jeder Woche und mit jedem Monat des Zuwartens wird es schwerer, die Krankheit auszuheilen.

Jede Woche Verzögerung erschwert die Heilung

Auch bei dieser Erkrankung liegen die Sünden in der Vergangenheit. Fast immer läßt sich die Polyarthritis als Folgeerscheinung auf andere Krankheiten oder Zustände zurückführen. Man hat seinerzeit irgendeinen Mißstand nicht behandelt, sondern bestehen und langsam schlechter werden lassen. Das kann durchaus auch auf dem geistigen Sektor oder im Bereich der Lebensführung liegen, wo man eine Situation so lange unverändert anstehen ließ, bis dieser Lebensbereich ein ziemliches Chaos wurde.

Polyarthritis ist meistens die Folgeerscheinung vorangegangener Fehler

Aber genauso liegt es auf körperlicher Ebene: Speziell bei älteren Leuten hat das Immunsystem schon lange gegen irgendetwas gekämpft und es nicht geschafft; das Ergebnis ist verzweifeltes Umsichschlagen: Beim Rheuma attackiert das Immunsystem körpereigenes Gewebe – in diesem Fall das der Gelenke.

Therapie

Die Behandlung ist von Fall zu Fall verschieden. Je länger die Polyarthritis bereits besteht und je mehr die Behandlung darin bestand, das Immunsystem zu unterdrücken, desto schlechter sind die Aussichten. Leider ist es oft besser, man läßt die Selbstheilungskräfte schlafen, denn immunfördernde Maßnahmen führen manchmal zum Aufflammen der Symptome,

Bei Arthritis gibt es kein Patentrezept, nur die individuelle Therapie ist sinnvoll

ohne daß man anschließend in der Lage wäre, die Krankheit tatsächlich auszuheilen.

Jedenfalls gibt es kein Patentrezept, sondern nur eine individuelle Therapie. Die Behandlung gleich am Beginn der Erkrankung ist erfolgversprechend. Bei Kindern ist es noch einfacher, weil Krankheiten bei ihnen schneller heilen, wenn man die Ursachen beseitigt.

Um Ihnen eine Vorstellung zu geben, wie unterschiedlich die Ursachen dieses Leidens sein können, und um Ihnen zu demonstrieren, wie sehr es stimmt, daß Rheuma von der Behandlung der davorliegenden Erkrankung beziehungsweise des zugrundeliegenden Umstandes abhängt, schildere ich Ihnen hier die Ausheilung von zwei jugendlichen Polyarthritikern.

1. Fall

Ein dreizehnjähriges Mädchen erscheint mit allen Zeichen von »chronischer Polyarthritis«. Sie war vom Pferd gefallen und der Daumen war nicht recht geheilt. Aber es stellte sich heraus, daß bald auch andere Gelenke zu schmerzen begannen. Da sich die Beschwerden von selbst nicht besserten, wurde das Mädchen genaueren Untersuchungen zugeführt. Im Spital lautete die Diagnose »chronische Polyarthritis«. Man erklärte dem Mädchen, daß es sich um eine langdauernde Krankheit handle, bei der die Gelenke mit der Zeit verkrüppeln würden und daß man nichts dagegen unternehmen könne. Das Mädchen war sehr niedergeschlagen – die Eltern nicht weniger. Sie versuchten in Erfahrung zu bringen, ob es nicht doch Ärzte gäbe, die Hilfe wüßten. Der Hausarzt meinte, das könnten nur Scharlatane sein, denn schließlich sei die Wissenschaft auf dem höchsten Stand und es wäre erwiesen, daß Polyarthritis eine unheilbare Krankheit sei – jeder Rheumatologe würde das bestätigen. (Ich erwähne diese Äußerungen nur deshalb, weil ich es als Frechheit empfinde, einen Patienten daran zu hindern, nach Lösungen zu suchen und ihm einfach nur zu sagen, daß er verkrüppeln werde und daß nichts zu machen sei, anstatt richtigerweise zu sagen: »Wir können nichts machen«. Und das alles passiert unter dem Deckmantel der »Wissenschaft«, die in Wirklichkeit genau das nicht ist.)

Jedenfalls war beim Patientengespräch – eingedenk dessen, daß eine Krankheit immer früher beginnt als man glaubt – eine meiner Fragen: »Was war vor Ausbruch der Erkrankung?« Die Familie fand nichts. Beim nächsten Besuch allerdings berichtete die Mutter, daß es ungefähr ein halbes Jahr vor dem Rheuma eine »Darminfektion« (Durchfall) gegeben hatte, die mit Antibiotika behandelt worden war. Das war eigentlich der einzige Anhaltspunkt.

Die Patientin heilte dann mit folgenden einfachen Maßnahmen aus: Tropfen für die richtigen Darmbakterien über lange Zeit, ca. drei Gramm Vitamin C pro Tag, Ernährungskorrektur, zweimal pro Woche Magnetfeld-Behandlung. Nach einer Woche benötigte das Mädchen keine schmerzstillenden Medikamente mehr. Nach einem Monat waren alle Schmerzen stabil weg. Nach drei Monaten besserten sich die Blutbefunde, nach einem Jahr waren sie dann völlig in Ordnung.

Verstehen Sie jetzt, wenn ich »Medizin-Wissenschaft statt Pharma-Wissenschaft« fordere? Denn auf das läuft es hinaus. Wenn man als Arzt medizinische Überlegungen und Prinzipien verwendet – also Medizin betreibt – dann kann man auch so einen Fall lösen. Wenn man lediglich »Pharma« betreibt, bleibt es eine unheilbare Krankheit.

Der Patientin halfen die richtigen Darmbakterien, Vitamin C, Ernährungskorrektur und das Magnetfeld zur Ausheilung ihrer Krankheit

2. Fall

Ein elfjähriger Junge mit der schulmedizinischen Diagnose »chronische Polyarthritis« konnte seine Ellenbögen nur mehr dürftig ausstrecken, ebenso die Knie und fast alle anderen Gelenke. Er hatte Schmerzen und erhielt schmerzstillende »entzündungshemmende« Rheumamittel.

Zunächst einmal gelang gar nichts. Wir versuchten buchstäblich alles. Es war wirklich dem großen Vertrauen, der Geduld und dem Durchhaltevermögen der Familie zu danken, daß alle so lange aushielten, bis mir etwas Entscheidendes auffiel: Die Schmerzen wurden unter dem Magnetfeld ärger, danach waren sie wieder gleich. Ich ließ alle Metalle und Schwermetalle untersuchen. Dabei stellte sich heraus, daß eine Quecksilber-Belastung des Zehntausendfachen der zulässigen Menge vorhanden war.

In diesem Fall war Quecksilber-Belastung die Ursache der Polyarthritis

Ich begann eine Ausleitung des Quecksilbers, und zugleich ließ sich der Junge die Amalgamplomben entfernen. (Selbstverständlich mußte die Familie alles selbst bezahlen – weil diese Maßnahmen als »unwissenschaftlich« gelten.) Die Schmerzen verschwanden nach der dritten Ausleitung, keine Medikamente waren mehr nötig. Nach einem Jahr war der Junge auch vom Blutbild her gesund. Er hat mich vor kurzem besucht: Er ist gesund und geht jetzt in eine handwerkliche Lehre, woran früher nicht zu denken gewesen wäre.

Unterschiedliche Ursachen erfordern unterschiedliche Therapien

Sie sehen also: Sehr unterschiedliche Ursachen sind möglich, sehr unterschiedliche Therapien sind daher notwendig. Hinter jeder Krankheit steckt eine Ursache (oder mehrere). Wenn man diese rechtzeitig findet und rechtzeitig behandelt, regeneriert sich der Organismus und heilt sich selbst.

56

Arthrose

Generell versteht man unter Arthrosen »degenerative« Gelenkserkrankungen. Damit ist das gemeint, was im Volksmund »Abnützung« heißt. Zum besseren Verständnis: »Arthr-« steht für »Gelenks-«, die Endsilbe »-itis« bezeichnet immer eine Entzündung (so wie im vorigen Kapitel), die Endsilbe »-ose« steht für eine sonstige Erkrankung, also jedenfalls nicht entzündlich.

Aber Arthrosen tun auch weh, sie können sich auch entzünden, was aber eine Folgeerscheinung und nicht die Ursache für die Beschwerden ist. Meistens sind bei den Arthrosen die größeren Gelenke betroffen und dann auch nur wenige, oder es handelt sich um Arthrosen an den Wirbelgelenken – »Spondylarthrosen«.

Daß es sich um Abnützungen handeln soll, ist ein Gerücht, das die Patienten gerne glauben. Im Gegenteil: In der heutigen Zeit benützen die meisten Menschen ihre Gelenke eher viel zuwenig als zuviel.

Viel mehr kommen als Ursache Ablagerungen in Frage, die durch Überernährung und zu wenig Bewegung entstanden sind. Einen Beweis dafür liefert die Lymphdrainage, die fast immer hilft. Bei dieser Massage wird das Gebiet um das kranke Gelenk entgiftet und das Lymphsystem wieder so weit instandgesetzt, daß die weitere Entgiftung selbständig geschieht. Auch von Fastenkuren kann man erwarten, daß man innerhalb von ein paar Tagen schmerzfrei wird, was die »Vergiftungstheorie« bei Arthrosen untermauert.

Nicht Abnützung, sondern Ablagerung ist meist schuld an der Erkrankung von Gelenken

Aber – ich muß immer wieder darauf hinweisen – chronische Krankheiten können sehr unterschiedliche Ursachen haben, so auch hier. Der zweithäufigste Grund für eine Arthrose sind Fehlstellungen und Hal-

Auch Fehlstellungen und Haltungsschäden können die Ursache von Arthrose sein

tungsschäden. Manche Leute haben von Geburt an eine sogenannte »Hüftgelenks-Luxation«, die im Babyalter behandelt werden muß. Wenn das nicht geschieht, wird das Gelenk oft schon in jungen Jahren Schwierigkeiten machen. Wenn der Patient dann zum Beispiel eine Schonhaltung einnimmt, um eine Seite zu entlasten, werden dadurch andere Gelenke auf unnatürliche Weise belastet, diese wiederum leiden darunter und es kommt tatsächlich vorzeitig zu Abnützungserscheinungen. In diesen Fällen sollte unbedingt ein Orthopäde aufgesucht werden – er ist der richtige Mann dafür. Manche Menschen haben unterschiedlich lange Beine, O-Beine oder X-Beine. Das alles kann zu einem frühzeitigen »Altern« der Gelenke – also zu Arthrosen – führen.

Massagen und physikalische Therapien helfen, halbwegs beschwerdefrei zu leben

Was der Orthopäde durch Stellungskorrektur oder ähnliches nicht einrichten kann, muß wohl mittels Massagen und physikalischen Therapien halbwegs beschwerdefrei gehalten werden (leider kann man beim Menschen die verbrauchten Teile nicht wie bei einem Auto auswechseln). Oft ist es besser, man bezahlt die Behandlungen selbst, weil der Therapeut dann mehr Zeit aufwenden und sich besser um die Krankheit kümmern kann.

Im Zusammenhang mit den Maßnahmen gegen Arthrose muß ich auch die Frischzellen-Therapie erwähnen, mit der man gute Erfolge erzielen konnte. Diese Methode wurde verboten (wie das gerade bei wirkungsvollen Präparaten öfter der Fall ist). Dieses Verbot wurde – für Deutschland – so weit wieder aufgehoben, daß nur der Handel verboten bleibt. Die Therapie ist in Kliniken und Kurhäusern möglich. Das gilt leider nicht für Österreich. Hier gibt es nur noch Präparate, die nicht wirkliche Frischzellen, aber dennoch bisweilen brauchbar sind.

Therapie

Die Therapie sollte natürlich immer ursächlich ein.
Man muß also schauen, was dahintersteckt – Ablagerungen, Fehlstellungen oder andere Ursachen.

Ich rate immer, vom Kortison Abstand zu nehmen,
weil es zwar rasche Beschwerdefreiheit erzeugt, aber
auf die Dauer das Gelenk schwächt und zerstört.
Auch sogenannte »Antirheumatika« sind – wie fast alle
derzeitigen Medikamente – keine ursächliche Therapie. Sie täuschen nur darüber hinweg, daß etwas nicht
stimmt und lassen den wahren Grund unbeachtet. So
wird alles nur schlimmer. Die meisten Menschen
verursachen ihre (Knie-)Arthrosen durch schlechte
Ernährung und durch Übergewicht.

Man sollte möglichst keine Antirheumatika oder Kortison nehmen

Bei älteren Menschen wird man ohne Schmerzlin-
derung nicht auskommen. Bitte verwenden Sie, solange es geht, äußerliche Anwendungen wie Salben,
Packungen. Auch natürliche Maßnahmen können
helfen: zum Beispiel das Auflegen von Kohlblättern,
einfach Wärme- oder Kälteauflagen, Bestrahlungen
oder Magnetfeldbehandlungen. Bereits geschädigte
Gelenke werden nicht mehr wirklich gesund und man
muß immer wieder mit Behandlungen rechnen. Eine
Operation hilft selten. Man muß mit dem Orthopäden genau besprechen, wie er die Situation ein-
schätzt.

Asthma, Asthma bronchiale

Bei dieser Erkrankung verkrampfen sich die Bronchien. Das sind die Röhren, durch die Luft in die Lunge
hinein und hinaus befördert wird. Genau genommen
wird beim Asthma eher das Ausatmen erschwert. Die

Krankheit hat meist allergische oder psychosomatische Ursachen oder sie entsteht durch Gifte. Diese Möglichkeiten können einzeln oder kombiniert auftreten.

Allergische Ursachen (siehe auch Kapitel Allergie)

Fehler in der Lebensführung aktivieren unter Umständen eine Erbbelastung

Wie ich bereits erwähnt habe, gibt es einen ererbten und einen selbstverschuldeten Faktor bei Allergien. Wenn der ererbte Faktor überwiegt, wird man weniger helfen können, als wenn man im Lauf des Lebens etwas falsch gemacht hat, das man ja nun korrigieren kann. Wenn Mutter, Vater, Geschwister ebenfalls allergische Erkrankungen hatten, liegt sehr wahrscheinlich eine Erbbelastung vor. Aber – man muß etwas falsch machen, damit eine Erbbelastung aktiv wird. Häufig geschieht der Fehler bereits im Babyalter, wenn man den Kindern Zucker und Kuhmilch gibt. Beides fördert die Allergien. Ebenso spielt oft Weizen (der in der Baby-Nahrung verarbeitet wird) eine Rolle. Es muß zwar nicht so sein, aber häufig haben bereits Babies eine Reaktion auf künstliche Nahrung (das natürliche Stillen ist nicht zu ersetzen!). Sei es, daß das Kind Ekzeme, »Milchschorf« oder Durchfall bekommt. Wenn man jetzt die Zeichen nicht erkennt und diese Dinge weiter füttert, züchtet man die Krankheit heran.

Der Teufelskreis Entzündung – Antibiotikabehandlung »züchtet« geradezu eine Erkrankung

Die zweite Möglichkeit, wie man bei Kindern Asthma züchtet, ist der Teufelskreis Entzündung – Antibiotikabehandlung – Entzündung – Antibiotika etc. Das läuft folgendermaßen ab: Die Kinder bekommen Industriezucker in ihren Speisen anstatt natürlicher Ernährung. Das wiederum bereitet den Boden für falsche Bakterien und Pilze und unterminiert das Immunsystem. Angina, Bronchitis und Mittelohrentzündungen sind die Folge. Diese Erkrankungen werden mit Antibiotika behandelt. Dadurch entsteht eine weitere Bakterien-schädigung – wieder werden Antibiotika eingesetzt. Das wiederholt sich öfter und meist sogar in rascher werdender Abfolge. Speziell im Fall der Bronchitis züchtet man auf diese Weise Asthma heran.

Anders ausgedrückt ist der Verlauf so: Die erste Diagnose lautet »Bronchitis«, die zweite »chronisch obstruktive Bronchitis«, was so viel heißt wie »nicht auf-hören wollende Entzündung der Bronchien«, wobei sich die Bronchien verengen und die Luftpassage behindert wird. Bei der dritten Diagnose – »asthma-tische Bronchitis« – überwiegt das Asthma (Atemnot) bereits. Die letzte Diagnose lautet dann »Asthma«.

In der Schulmedizin wird dieser Verlauf nicht einmal besonders bemerkt, geschweige denn wird erkannt, daß man ihn von seiten der Behandlung mitver-ursacht. Denn schließlich steht das nicht im Beipack-zettel und wird von der Pharma-Industrie auch nicht erwähnt – also »ist es nicht wahr«. Außerdem küm-mern diese Dinge einen Schulmediziner deswegen kaum, weil er normalerweise nur der akuten Phase einer Krankheit Aufmerksamkeit schenkt.

Wenn man mit dieser Methodik ein genetisch schlummerndes Asthma herangezüchtet hat, ist das schlimm, weil man nur relativ wenig wieder gut-machen kann.

Ist das nicht der Fall (also keine ererbten Allergien) kommt ein Grundprinzip der Naturmedizin zur An-wendung, das lautet: Wenn man die zugrundelie-gende Krankheit behandelt, verschwindet die Folge-Erkrankung. Das bedeutet in diesem Zusammenhang: Wenn man die (ursprüngliche) Bronchitis behandelt, verschwindet das (jetzige) Asthma. Der Therapieplan lautet: Zucker aus der Nahrung streichen, die Bakte-

Eine Behandlung der Grund-krankheit heilt Folge-Erkrankung

61

rien wieder in Richtung Gesundheit zurückzüchten und dem Kind Vitamine geben, dann wird die asthmatische Bronchitis ausheilen. Zum Zeitpunkt, als die ersten Infekte auftraten, wäre das die richtige Behandlung gewesen. Zur Erinnerung: Die richtige Behandlung des ursprünglichen Zustandes wird auch der Folge-Erkrankung den Boden entziehen.

Je älter der Zustand ist, desto schwerer ist die Heilung

Je älter und alteingesessener der Zustand ist, desto träger und schwerer wird Heilung eintreten. Deswegen ist es auch schwer, bei Erwachsenen das Asthma wegzubekommen, auch wenn es – wie beschrieben – in der Jugend auf diesem Boden gezüchtet worden ist.

Natürlich gibt es auch die reine Allergie auf Blütenpollen und ähnliches aus der Luft (siehe Kapitel Allergien), die sich in Form von Asthma bronchiale äußern kann. Weil das aber nicht wirklich Erkrankungen der Bronchien, sondern des Immunsystems sind, gilt das, was ich bei Allergien allgemein gesagt habe. Die naturmedizinische Therapie ist daher für Heuschnupfen, Asthma, Ekzeme oder Neurodermitis die gleiche. Sie richtet sich nicht nach dem Symptom, sondern nach dem, was der Krankheit und ihrer Entstehung zugrundeliegt.

Die psychosomatische Seite von Asthma

Bei Asthmatikern wird die Psychosomatik häufig überschätzt

Natürlich gibt es diese Komponente der Krankheit, aber sie wird häufig überschätzt. Meistens dient die Psychosomatik dem Arzt als Ausrede, weil er das Asthma nicht heilen kann. Die überwiegende Anzahl der asthmatischen Erkrankungen ist körperlich bedingt. Aber es ist schon so: Jede Krankheit bessert oder verschlechtert sich – je nachdem »wie es einem geht«! Es kann passieren, daß seelische Auslöser zu einem Asthma-Anfall führen. Aber fast immer ist eine tatsächliche körperliche Erkrankung vorhanden –

62

diese Kombination ist viel häufiger als Asthma mit rein psychosomatischen Ursachen. Natürlich gibt es auch hundertprozentig psychosomatisches Asthma, aber nach meiner Erfahrung hat es keinen Sinn, eine psychiatrische Behandlung zu machen. Man wird meistens nur drogenartige Medikamente zu seiner Krankheit dazubekommen. Auch eine psychologische Behandlung hat leider sehr selten Erfolg. Wenn man die Bereiche um die wahre Ursache berührt, wird das Leiden nur stärker – und das nur »ungefähre Berühren« der seelischen Ursache ist das allerhöchste, was man derzeit von der Psychologie erwarten kann. (Ich wünschte, ich könnte Ihnen Positiveres berichten – hoffentlich ist mir niemand böse.)

Viel besser ist es, die »seelische Ursache« in Ruhe zu lassen und zu versuchen, so weit wie möglich, sich zu extrovertieren, im Leben erfolgreich zu sein und Spaß zu haben. Dann gibt es keinen Grund, krank zu sein. Auf diese Weise sind viel mehr psychosomatische Krankheiten verschwunden, als es Psychologen gibt.

Umweltgifte und »Vergiftungen von innen«: Ursachen für Asthma

Umweltgifte, reizende Teilchen in der Luft, lösen einfach durch den Reiz (ohne eine Allergie zu sein) Verkrampfungen der Bronchien aus. Hier kann man nur versuchen, die Reizung zu meiden. Auch trockene Luft oder die Klimaanlage können zu solchen Zuständen führen, wobei es dabei häufiger zu Reizungen der Luftröhre (weiter oben als die Bronchien) kommt. Die Schleimhäute trocknen einfach zu sehr aus. Vielleicht hilft ein Luftbefeuchter, wenn die Klimaanlage dann nicht heftig versucht, die Feuchtigkeit wieder aus der Luft zu entfernen.

Trockene Luft oder die Klimaanlage führen zu Reizungen

63

Zu den Vergiftungen von innen: Der menschliche Körper ist ein »Fließgleichgewicht«, das heißt, es rinnt immer wieder etwas hinein (Essen, Trinken) und es rinnt dauernd etwas hinaus (Urin, Stuhl). Dazwischen bemühen sich die Stoffwechselvorgänge, Bestandteile zu behalten, die benötigt werden und alles loszuwerden, was nicht gebraucht wird. Diese Funktionen können gestört werden. Auf der einen Seite essen die Menschen heute zuviel, also kann auf der anderen Seite diese Menge nicht schnell genug abgearbeitet und ausgeschieden werden. Auf diese Weise kommt es zu dem, was man in der Naturmedizin unter »Vergiftung« versteht. Eine solche Vergiftung führt zu allen möglichen Krankheiten, unter anderem auch zu Asthma.

Was ist die Therapie? – Richtig: Entgiftung. Da es sich hier um eine langsam entstehende, chronische Sache handelt, kümmert sich die Schulmedizin kaum darum. Auf jeden Fall helfen Fastenkuren, jede Art von Regulationstherapie. Das ist ein Spielfeld für einen naturheilkundlich orientierten Arzt. Selbstverständlich hilft jede Entgiftungsmaßnahme, aber am besten wirken natürlich diejenigen, die an dem Ort angreifen, wo am ehesten die Ursache liegt. Die Ursache für eine Gift-Schlacken-Ansammlung ist meistens im Darm zu suchen, deshalb wird eine Entgiftung des Darmes (Einläufe) rasche Hilfe bringen.

Bei Gift-Schlacken-Ansammlung sollte man eine Fastenkur und Einläufe machen

Dazu ein Fall aus meiner Praxis: Ich habe einen an Bronchitis erkrankten Künstler damit verblüfft, daß ich Einläufe verordnete. Er war sehr erstaunt und meinte nach einigem Zögern, ich würde ihn wohl mit jemandem verwechseln, der unter Verstopfung leide. Aber sein Staunen war noch größer, als seine asthmatische Bronchitis innerhalb von drei Tagen weg war. (Sie war natürlich noch nicht ausgeheilt, aber sie war vorerst einmal »unter die Oberfläche gerutscht«.)

Jedenfalls ist bei der Behandlung von derartigem Asthma eine Verdünnung der Körpersäfte nötig, und mit ein bißchen Regeneration der Selbstheilungskräfte (zum Beispiel Basisregeneration) wird das entstandene Ungleichgewicht bald behoben sein.

Bei alten Leuten und bei 30 Jahre bestehendem Asthma wird wirkliche Reparatur nicht mehr möglich sein, – und es wäre für viele dieser Patienten auch zu mühevoll. In so einem Fall ist es wohl das Beste, wenn man die paar schulmedizinischen Mittel nimmt und alles so beläßt. Aber: Sollten Sie die beschriebene Art von Asthma haben und sich doch noch nicht zu alt fühlen, können Sie mit hoher Wahrscheinlichkeit einen Erfolg erwarten.

Auch Asthma hat zwei Zustände: Akut und chronisch

Das akute Asthma (Atemnot) muß schulmedizinisch behandelt werden. Hier gibt es Therapien – Inhalationspräparate, Tabletten oder Injektionen – die angewendet werden müssen, um eine akute Atemnot zu durchbrechen. Zögern Sie nicht bei unbeherrschbarer Atemnot – also bei einem akuten asthmatischen Anfall – schnell ins Krankenhaus zu gehen! Selbst hohe Gaben von Kortison werden oft notwendig sein und sind dann auch für den Augenblick die richtige Lösung. Wenn dann die akute Situation (Erstickungsgefahr) vorbei ist, muß die Krankheit auf medizinische Weise angegangen werden, sonst wird beziehungsweise bleibt sie chronisch.

Akuthilfe: Inhalation, Tabletten, Injektion, auch Kortison

Der chronische Zustand kann nur behoben werden, wenn man die Hintergründe erkennt. Um diesen Versuch zu machen, gehen Sie bitte zum Natur- oder Ganzheitsmediziner.

Ausfluß

Ausfluß ist ein Symptom, keine Krankheit

Dafür gibt es natürlich vielerlei Ursachen – zumeist sind es Bakterien und Pilze.

Man darf nicht übersehen, daß der Ausfluß keine eigenständige Krankheit ist, sondern daß es sich nur um ein Symptom handelt. Da die Ursache häufig bei den Bakterien liegt, ist das Problem wiederum nicht nur auf die Scheide begrenzt, sondern betrifft den gesamten Bakterienhaushalt des Organismus! Aus diesem Grund hilft es fast nie anhaltend, wenn man Antibiotika nimmt oder nur lokale Behandlungen durchführt. Das Reservoir befindet sich im Darm, so daß die Darmbakterien behandelt werden müssen. Oft liegt auch das Immunsystem etwas darnieder, was eine Basisregeneration nötig macht.

Therapie akut: Antibiotika (lokale Anwendung in der Scheide genügt meist). Therapie chronisch: Milchsäure-Zäpfchen und Ozon-Wasser-Spülungen als lokale Behandlung, zur allgemeinen Stärkung (des Immunsystems) Bakterienzüchtung und Basisregeneration.

Atemnot *(siehe auch Asthma, Herzerkrankungen)*

Atemnot ist fast immer das Symptom einer dahinterliegenden Krankheit, die dem Patienten auch bekannt ist – meistens handelt es sich um eine Herzerkrankung oder um Asthma.

Eine mögliche Ursache für Atemnot ist die Wirbelsäule

Sollte das aber nicht der Fall sein, wäre es möglich, daß die Beschwerden von der Wirbelsäule herrühren. Eine andere Möglichkeit ist, daß die »innere« Atmung nicht funktioniert. Das bedeutet, daß der Sauerstoff zwar in den Körper gelangt, dort aber nur unzureichend transportiert wird, so daß er nie in genügendem Ausmaß dorthin gelangt, wo er hin soll. Die Patienten spüren das als Atemnot – oft in der Weise, daß sie versuchen durchzuatmen und dabei nie zu dem befreienden Gefühl gelangen, genug Luft zu bekommen. Ständiger Streß kann dafür die Ursache sein oder ein bergabgegangener Gesundheitszustand, wo einiges nicht mehr richtig funktioniert. Eine einfache Basisregeneration hilft (wie auch in den meisten anderen Fällen), weil sie die allgemeine Verfassung des Körpers verbessert.

Innere Atmung funktioniert nicht

Als letzte Möglichkeit ist noch die »Anschoppung« zu erwähnen, die in anderen Kapiteln (Asthma, Polyarthritis, hoher Blutdruck) beschrieben wird. Man muß sich vorstellen, daß das Blut eher dünnflüssig sein muß, um gut fließen zu können. Wenn es zu langsam fließt, staut es sich, verliert den Sauerstoffgehalt und seine Spannkraft. Zu dickes Blut fließt schlecht – speziell durch enge Kanäle. Oft ist es gar nicht die richtige Maßnahme, möglichst viele rote Blutkörperchen zu haben (diese transportieren den Sauerstoff), sondern etwas weniger.

Zu dickes Blut verliert Sauerstoff

Wie schon mehrmals erwähnt, ist heute nicht die Unterernährung das Problem, sondern eher die Überernährung – auch im Blut ist häufig ein »Zuviel« vorhanden. Ein oder mehrere Aderlässe hintereinander helfen die Stauung aufzulösen. Ein guter Indikator ist der »Hämatokrit«. Das ist ein Wert, der bei jeder normalen Blutuntersuchung dabei ist. Sehen Sie in ihrem Blutbefund einmal nach (Abkürzung: Hkt.). Dieser Wert sollte keinesfalls über 45 sein. Er ist nur erhöht, wenn man sich überernährt, wenn man zu wenig trinkt oder aufgrund von Medikamenten.

Auto-Aggressions-Krankheiten

Bei Auto-Aggressions-Krankheiten wie zum Beispiel Morbus Bechterew, Lupus Erythematodes, Sklerodermie, Primär Chronische Polyarthritis, Multiple Sklerose attackiert das Immunsystem körpereigenes Material (auto = selbst, aggression = Angriff). Vom Prinzip her sind diese Krankheiten der Allergie ähnlich, das heißt *Das Immunsystem* bei der Allergie hat das Immunsystem die Verirrung *attackiert nicht* begonnen, irgendwelche äußeren Feinde zu attackie- *vorhandene* ren, bei den Auto-Aggressions-Krankheiten attackiert *innere Feinde* es stattdessen innere – nicht vorhandene – Feinde. Der Mechanismus ist der gleiche.

Wahrscheinlich sind genetische Erbanlagen vorhanden, die diese Krankheiten begünstigen, aber das heißt noch lange nicht, daß sie auch ausbrechen müssen. Ich habe in diesem Buch schon mehrmals darauf hingewiesen, daß man als Patient schon einiges falsch machen muß, damit eine derartige Krankheit auch tatsächlich ausbricht. Aber genau das ist jener Teil, den wir ganzheitsmedizinisch angehen können. Bei bereits vorhandener Erkrankung können wir der Krankheit die Schärfe nehmen oder sie in günstigem Fall sozusagen »unter die Oberfläche« bekommen. Damit ist gemeint, daß die Krankheit zwar da ist, aber der Patient keine Beschwerden hat und auch keine weitere Behandlung braucht.

Man kann von ganzheitlicher Seite die Gesundheit verbessern. Das heißt, man muß alle möglichen Fehler, die der Patient in seiner Lebensführung begeht, ausmerzen; man muß vergangene Fehler und deren Folgen beheben, und man muß die generelle Gesundheit sozusagen in einen »Top-Zustand« bringen. In der Regel sinkt dann die Krankheit auf ein schwächeres Niveau herab.

Die Schulmedizin steuert in diesen Fällen meistens eine »immunsupressive« Therapie bei. Das bedeutet, das Immunsystem als Ganzes wird ausgeschaltet und an der Arbeit behindert, damit jener verirrte Teil des Immunsystems seine falsche Arbeit auch nicht ausführen kann. Natürlich ist das weder Heilung noch ein Heilungsversuch. In diesem Zusammenhang muß ich darauf hinweisen, daß ein Patient, bei dem seit Jahren das Immunsystem unterdrückt wurde, sich auch von der Ganzheitsmedizin keine sensationellen Resultate mehr erwarten kann. Aber die Krankheit abzuschwächen, das sollte schon gelingen.

Die Schulmedizin kennt nur Immunsuppression

Es gibt sicher auch Methoden, mit denen man echte Heilungen erreichen kann. Ich möchte mich in diesem Rahmen – wenn es um Heilungsaussichten geht – nur zurückhaltend äußern, weil unsere Gegner gleich mit Anwälten kommen.

Aber ich möchte Ihnen »auf die Sprünge« helfen: Sie müssen nach Therapiemethoden suchen, die das Immunsystem ordnen. Oft sind das zugleich Krebs-Therapien, zum Beispiel aus patienteneigenem Blut gefertigte Präparate oder ähnliches (zum Beispiel I.A.T., Immun Augmentive Therapy nach Burton – Impfstoffe mit natürlichem Interferon). Es kommen noch andere modifizierte Eigenblut-Behandlungen, eine gekonnte Kräutertherapie, Eigenharn-Behandlungen (am ehesten in Injektionsform) in Frage, auch Homöopathie und Akupunktur helfen. Ernährung ohne jegliches tierisches Eiweiß (»Körnerkost« nach Dr. Max O. Bruker) hat schon sehr, sehr gute Resultate gebracht. Wenn man Heilung anstrebt, muß man es in diesen Richtungen versuchen.

Immunsystemordnende Therapien sind erfolgreich

Blähungen

Im Grunde gibt es dafür zwei Ursachen: Entweder der Verdauungsapparat arbeitet nicht richtig oder man hat schlechte Darmbakterien.

Nervliche Anspannung verhindert richtige Verdauung

Zur ersten Ursache: Wenn man zum Beispiel nervlich angespannt ist, stellt sich das Verdauungssystem nicht auf Verdauung ein, das heißt die Säfte und Enzyme werden nicht entsprechend abgegeben. Die Speise wird nicht gut genug verdaut und liegt zu lange unverdaut im Darm – dadurch entstehen Gärung oder Fäulnis. Bei stark übelriechenden Blähungen handelt es sich um Fäulnis (Fleisch), bei kaum übelriechenden um Gärung (Obst, Gemüse, Kohlenhydrate).

Hat man also so ein empfindliches oder geschwächtes Verdauungssystem, gibt es zwei Ratschläge: Erstens, man versucht die »Hay'sche Trennkost«. Dabei werden die Nahrungsmittel nach Eiweiß und Kohlenhydraten getrennt, so daß der Verdauungsapparat deutlich weniger Mühe hat und alles verarbeiten kann. (Es gibt einige Bücher über die Trennkost, bitte lesen Sie dort nach.) Der zweite Ratschlag lautet: Rohe Nahrungsmittel immer nur vor erhitzten Speisen essen. Zum Beispiel Obst oder Salat als Vorspeise. Ißt man die Rohkost nachher, liegt sie obenauf und muß warten, bis sie zur Verdauung drankommt und beginnt mittlerweile zu gären.

Obst oder Salat sollten nur als Vorspeise gegessen werden

Die zweite Ursache für Blähungen: Wenn man Zucker und Süßigkeiten ißt oder Antibiotika bekommen hat (ohne daß danach die Darmflora wieder aufgebaut wurde), leidet man mit hoher Wahrscheinlichkeit unter »falschen Darmbakterien«, die in Ordnung gebracht werden müssen.

70

Blasen-Entzündung

Frauen leiden wesentlich öfter an Blasenentzündung, weil der Infektionsweg durch die Harnröhre viel kürzer ist. Die Ursache sind also eingewanderte Bakterien. Aber sehr häufig ist auch ein psychischer Faktor dabei (ähnlich wie bei der Prostataentzündung des Mannes).

Ein »akuter Harnwegsinfekt« (wie die medizinische Bezeichnung lautet) beginnt sehr häufig mit Schüttelfrost und anschließendem Fieber. Hat man anfangs keine Schmerzen und wundert sich über das Fieber, kann man gleich an einen Harnwegsinfekt denken. Auch hier wieder die Faustregel: akute Erkrankung = Schulmedizin, in diesem Fall Antibiotika. Natürlich kann der Infekt mit viel Trinken und Durchspülen genauso schnell vorbeigehen, aber wenn man unnötig lange herumspielt, kann er chronisch werden.

Bei einer akuten Erkrankung helfen Antibiotika

Beim chronischen Harnwegsinfekt beißt man sich oft die Zähne aus. Besonders dann, wenn sich die Bakterien schon richtig eingenistet haben. Behandelt man jedoch »überfallsartig« mit einer Basisregeneration und zugleich mit einer Reparatur der Bakterienflora, hat man gute Chancen. Die meisten Patienten leiden unter einer immer wiederkehrenden Blasenentzündung, und da ist die Heilungsrate mit diesem Vorgehen schon sehr gut!

Bei einer »überfallsartigen« Behandlung der chronischen Form hat man gute Heilungschancen

Sie sehen, daß die Behandlung aller chronischen oder immer wiederkehrenden Entzündungen sehr ähnlich ist. Das liegt daran, daß es sich im Prinzip um die gleiche Krankheit handelt – nur der Ort ist verschieden. Immer ist es das Immunsystem, das behandelt werden muß, denn niemand sonst kann die Gesundheit letztlich wiederherstellen.

Blutdruck, hoher

*Die Schulmedizin
verordnet nur
blutdruck-
senkende Mittel*

Hoher Blutdruck kann ganz unterschiedliche Ursachen haben. Meistens bekommen die Patienten einfach nur blutdrucksenkende Medikamente. Es wird nicht einmal der Versuch unternommen, die Gesundheit wiederherzustellen. Aber Sie können mir glauben, es ist immer möglich, Ursachen zu finden und in der Mehrzahl der Fälle können wir bei beginnendem (nicht zu lange bestehendem) erhöhten Blutdruck helfen.

Nervliche Ursachen

Der »nervlich« erhöhte Blutdruck zeichnet sich dadurch aus, daß der untere Wert deutlich höher ist. Wenn der normale Wert zum Beispiel bei 130/75 liegt, wäre ein nervlicher Blutdruck bei 140/100. Man muß sich dazu vorstellen, daß bei dauernder nervlicher Anspannung das gesamte Gefäßsystem (das gesamte Röhrensystem) durch das Nervensystem unter Spannung gestellt wird. Dieser untere Wert spiegelt den Druck wieder, der im Röhrensystem herrscht (auch wenn das Herz gerade nicht pumpt); er spiegelt also die erhöhte Spannung des Systems wieder. Da Abhilfe auf geistiger Ebene derzeit nicht möglich ist (außer man will sich durch Psychopharmaka betäuben), bleiben nur drei Möglichkeiten: Entweder täglicher Sport, keine Therapie machen oder »Beta-Blocker« nehmen (wenn der Wert wirklich zu hoch ist).

*Erhöhte Spannung
und Streß kann
man durch
täglichen Sport
abbauen*

Wieso Sport als mögliche Therapie? Dazu muß man verstehen, daß der menschliche Organismus in seiner natürlichen Umgebung in der Lage ist, anfallenden Streß zu verarbeiten. Ein Beispiel dazu: Wenn man sich in der Wildnis befindet und einer Gefahr begegnet, ergibt das Streß. Alles spannt sich an und

72

bereitet sich auf einen körperlichen Kampf oder ausgiebiges Davonrennen vor. In unserem täglichen Leben – im heutigen Streß – bleiben wir sitzen!! Alle ausgeschütteten Hormone (fürs Kämpfen und Davonlaufen) bleiben unverbraucht und wirken weiter auf den Organismus ein. Wenn die Streß-Situation andauert, immer wiederkommt oder gar zu einer ständigen inneren Anspannung führt, dann wird es verständlich, daß der Blutdruck ebenfalls auf Dauer hochgepusht wird.

Dauerstreß verursacht hohen Blutdruck

Die körperliche Bewegung (Sport) »verbraucht« diese Streß-Hormone und hilft tatsächlich, wenn sie regelmäßig gemacht wird, (zum Beispiel täglich eine halbe Stunde langsam laufen).

Die Bereinigung der Lebenssituation, die jemanden in Streß versetzt, sollte ohnehin erfolgen – und zwar nicht nur, um den Blutdruck zu senken.

Leider werden häufig schon Medikamente gegeben, wenn es (noch) nicht notwendig ist. Vor allem ist zu berücksichtigen, daß die Menschen beim Arztbesuch ohnehin einen höheren Blutdruck als im sonstigen Leben haben, das heißt die Sache ist oft gar nicht so behandlungsbedürftig, wie sie für den Arzt aussieht. Allerdings, wenn der Blutdruck in unkontrollierbare Höhen steigt, muß er unbedingt gesenkt werden, um Gefahr zu verhindern.

Hoher Blutdruck durch Arteriosklerose (Adern-verkalkung)

Bitte lesen Sie im entsprechenden Kapitel nach, was ich geschrieben habe. Oft gelingt es sogar in fortgeschrittenen Fällen, den Blutdruck in fast normale Bahnen zurückzuführen. Aber natürlich ist es besser, schon bei den ersten Anzeichen mit einer Therapie zu beginnen.

Hervorragende Heilungserfolge sind durch fleischlose »Körnerkost« zu erreichen

Je nach Stadium wird der Blutdruck leichter, schwerer – oder gar nicht mehr – in Ordnung zu bringen sein. Wenn man fleischlose »Körnerkost« (und zwar zu 85 % Rohkost) einführt, kann man nach einigen Monaten mit hervorragenden Erfolgen rechnen!

Ursache Ernährung: zu viel Salz, zu viel Kaffee etc.

Ein persönliches Beispiel: Meine Mutter hatte immer einen guten Blutdruckwert von ca. 135/75. Mit 82 Jahren klagte sie im Frühjahr über Schwindelanfälle und daß ihr zeitweise gar nicht gut wäre. Ich hatte bemerkt, daß meine Mutter neuerdings ihre Speisen nachsalzte, wieder etwas mehr den Süßigkeiten zusprach und täglich ein- bis zweimal Kaffee trank. Als ich den Blutdruck überprüfte, war der Wert 200/105! Ich vereinbarte mit meiner Mutter, daß sie eine Woche Kaffee, Zucker und Salz weglassen sollte. Nach dieser Woche war der Blutdruck bei 170/90, nach zwei Wochen bei 155/80 und ab der dritten Woche war wieder alles normal. Ich habe ihr noch einige kleine Eigenblut-Injektionen mit Ozon gegeben, so daß sie sich zusätzlich rundherum wesentlich besser fühlte.

Aus diesem Fall lernen wir:

1. Auch ein Blutdruck von 200/100 kann durch rechtzeitige Ursachenbehandlung rasch normalisiert werden.

2. Man muß nicht immer gleich zu Chemikalien greifen. (Hätten wir das getan, würde meine Mutter jetzt dauernd etwas schlucken müssen und wäre chronisch krank.)

3. Auch im Alter von 82 Jahren kann man ausheilende Medizin betreiben.

4. Wenn man die Therapie rechtzeitig macht, geht es rasch.

5. Kaffee gibt einen »Push«. Wenn man dauernd Kaffee trinkt, gibt es einen dauernden Push. Auch Salz erhöht den Blutdruck.

Erhöhter Blutdruck kann durch andere Krankheiten auftreten

Sehr häufig ist es so, daß der Blutdruck deswegen hoch ist, weil bei einem niedrigeren Druck die Organe gar nicht richtig versorgt würden! Wenn man zum Beispiel an einer mittelgradigen Arterienverkalkung leidet, so wird das Blut durch die jetzt enger gewordenen Kanäle viel schwerer befördert. Aus diesem Grund ist ein erhöhter Blutdruck sogar notwendig, um die Durchblutung zu gewährleisten. Das heißt, nur wenn durch zu hohen Blutdruck Gefahr im Verzug ist, sollte man ihn ein wenig senken. Tut man zuviel des Guten, wird der Patient Beschwerden, wie Müdigkeit etc. bekommen.

Bei den Nieren funktioniert das System so: Sind die Nieren schlecht durchblutet, wird ein Hormon abgegeben, das den Blutdruck stark erhöht. Wenn das der Fall ist und man das Problem nicht anders in Ordnung bringen kann, wird man den Druck mit Medikamenten senken müssen.

Auch seltene Tumore oder zum Beispiel eine Erkrankung im Hormonsystem können den Blutdruck steigern. Hier muß man bei den Ursachen ansetzen. Wenn das nicht wirklich möglich ist, wird man wohl oder übel schulmedizinische Medikamente brauchen, damit der Druck nicht zu hoch wird, – sonst droht ein Schlaganfall.

Ist der Blutdruck zu hoch, droht ein Schlaganfall

Anschoppung

Ähnlich wie in den Kapiteln Arthritis und Asthma beschrieben, gibt es in der Naturheilkunde Erkrankun-

75

gen, die dadurch ausgelöst werden, daß zuviel dem Organismus zugeführt und zuwenig davon aufgearbeitet und abtransportiert wird. Dieser Belastung begegnet das Regulationssystem, indem es »ablagert«.

Beim Mechanismus dieser Ablagerungen handelt es sich um eine Art Entgiftungsmaßnahme des Körpers, das heißt die Schlacken werden in Gegenden abgeschoben, wo sie zunächst wenig stören, also vorläufig in nicht lebenswichtige Zentren des Organismus. Dadurch ist das gesamte System fürs erste einmal entlastet. Aber wenn die übermäßige Zufuhr beziehungsweise die mangelnde Ausscheidungsfähigkeit des Organismus weiter fortbestehen, kommt es durch zuviele Schlacken zur Anschoppung. Diverse Krankheiten können sich entwickeln. Beim erhöhten Blutdruck sind die Verhältnisse ähnlich wie bei der Arteriosklerose beschrieben, aber doch etwas allgemeiner. Es ist nicht der Eiweißübergenuß, der dann zur echten Verkalkung führt, sondern ein allgemeiner Stau. In diesem Fall ist der erhöhte Blutdruck nicht so »fixiert«, also leichter zu behandeln.

»Anschoppung« durch zu viele Schlacken

Meistens sind eine einfache Fastenkur oder eine gute Ernährungsumstellung in der Lage, schnell Abhilfe zu schaffen. (Bei der echten Arteriosklerose wäre das nicht so einfach, aber ein guter Ganzheitsmediziner wird die Unterscheidung rasch treffen können.) Auch hier gilt: Je früher man der Ablagerung entgegenwirkt, desto leichter läßt sich das Kreislaufsystem entlasten.

Blutdruck, niedriger

Niedriger Blutdruck ist eigentlich keine Diagnose, sondern nur ein weiteres Symptom eines Zustandes der

– von mir schon mehrfach genannten – »Halbgesundheit«. Die meisten Menschen (auch Ärzte) glauben, daß der niedrige Blutdruck die Ursache für Müdigkeit, Abgeschlagenheit, Wetterfühligkeit, Schlafschwierigkeiten, Schwindel etc. ist. Aber es verhält sich anders: Dem ganzen Organismus fehlt es an »Dampf«, an Energie, an Leistungsfähigkeit, so daß der Blutdruck – wie all die anderen Dinge – ebenfalls lahm ist. Der niedrige Blutdruck ist also auch nur ein Symptom. Auf jeden Fall ist es keine Therapie, ein blutdrucksteigerndes Mittel zu geben, denn entweder es nützt nichts oder es hilft nur so lange, wie man es einnimmt.

Niedriger Blutdruck als Symptom für Halbgesundheit

Wir behandeln diesen Zustand anders: Wir machen die Leute gesünder. Zuerst muß herausgefunden werden, ob der Patient gröbere Fehler macht (Zucker essen, gar keine Bewegung haben o. ä.) oder ob andere Zustände (andere Krankheiten, diverse Medikamente, falsch behandelte vergangene Krankheiten etc.) zu den Symptomen führen oder beitragen. Das alles muß korrigiert werden.

Der zweite Schritt ist eine Basisregeneration. Denn da genau liegt der Fehler: Man hat die Gesundheit zur Halbgesundheit (oder Halbkrankheit) abgleiten lassen.

Der niedrige Blutdruck mit all seinen Symptomen von Müdigkeit über Schwindel bis Wetterfühligkeit spricht gut auf eine ganzheitliche Behandlung an. Es lassen sich ca. 90 % aller Fälle bei Jung und Alt in Ordnung bringen oder zumindest ganz wesentlich verbessern!

Ich muß noch bemerken, daß auch Menschen mit erhöhtem Blutdruck unter »niedrigem Blutdruck« leiden können: Obwohl der Organismus den Druck erhöht hat, um die Durchblutung der Organe zu verbessern, reicht das nicht aus. Speziell dann, wenn man den Druck mittels chemischer Medikamente senkt, wirkt das dem Bemühen des Körpers, den Mangel an Durchblutung auszugleichen, entgegen.

Bronchitis

Genauso wie unter dem Stichwort »Infekte, Infektanfälligkeit« und in anderen Kapiteln über chronische Entzündungen beschrieben, verhält es sich auch hier. Wenn Bakterien die Verursacher sind, sollte man die akute Entzündung (mit Fieber und schweren Krankheitszeichen) mit Antibiotika behandeln. Ist aber ein Virus der Auslöser, helfen Antibiotika nicht, sondern nur Vitamin C.

Vitamin C hilft Viren zu bekämpfen

Die meisten Menschen – speziell im Erwachsenenalter – haben kein gutes Immunsystem mehr, das heißt sie können nicht mehr hohes Fieber und heftige Entzündungen erzeugen. Die Krankheit grundelt vor sich hin. Alle »entzündungshemmenden und fiebersenkenden« Mittel sind nur dazu da, die Abwehr zu unterminieren. Das führt dann zu chronischen Entzündungen, die sich über eine Zeit hinziehen, statt schnell und effektiv vom Immunsystem ausgeheilt zu werden. Die Therapie der chronischen Bronchitis ist so einfach, daß es fast unglaublich ist. Man muß allerdings etwas von Medizin verstehen und sich nicht nur auf Pharma-Verteilung beschränken.

Das Immunsystem besteht aus zwei Teilen

Das Basiswissen dazu: Unser Immunsystem besteht aus zwei Teilen. Ein Teil ist die natürliche Bakterienflora, das heißt die richtigen Bakterien bilden ein Boll-

78

werk, die falschen lassen Infektionen zu. Das eigentliche Immunsystem des Körpers ist der zweite Teil. Beides muß gefördert und wieder instand gesetzt werden.

Erster Schritt: Zur Wiederherstellung der Bakterienflora zunächst Symbioflor I, in weiterer Folge – sozusagen als Bakterienreservoir – Behandlung der Darmbakterien zum Beispiel mit Hylak forte über längere Zeit.

Zweiter Schritt: Eine ordentliche Basisregeneration, um das eigentliche Immunsystem wieder »auf Vordermann« zu bringen.

Die chronische Bronchitis spricht gut auf diese Therapie an. Selbst bei älteren Leuten kann man eine chronische Anfälligkeit auf Bronchitis damit sehr gut unterbinden – und nebenbei den ganzen Allgemeinzustand verbessern. In diesen Fällen ist es am besten, eine kleine Kur vor jedem Winter zu machen.

Candidiasis, Infektionen mit Candida albicans (siehe Pilze)

Cholesterin, erhöhtes

Cholesterin ist ein Fett, das chemisch anders konstruiert ist als übliche Fette. Es kommt hauptsächlich in tierischen Fetten vor. Cholesterin wird zu 90 % im menschlichen Körper erzeugt und nur zu 10 % mit der Nahrung zugeführt.

Das ist der Grund, warum die meisten Patienten enttäuscht sind, wenn sie sich kasteien und kaum tierische Fette zu sich nehmen, um dann festzustellen,

Cholesterin wird zu 90 % im Körper erzeugt, nur 10 % werden zugeführt

79

daß es fast nichts geholfen hat! Das liegt ganz einfach in den oben genannten Prozentzahlen. Wenn Sie Ihr Hauptaugenmerk auf die 10 % legen und dort den Hebel ansetzen – also wenn Sie die Cholesterinzufuhr zum Beispiel von 10 % auf 4 % herunterschrauben, dann haben Sie insgesamt noch immer 94 % des gesamten Cholesterinwertes, den Sie vorher hatten. Das war es nicht wert! Das ist die falsche Diät! Leider bedenken die meisten Ärzte die vorhin genannten Prozentzahlen überhaupt nicht oder sie kennen sie gar nicht. (Eine Tatsache, die durch eine Umfrage bestätigt wurde.) Der Rat, von Butter auf Margarine zu wechseln und fettes Fleisch zu meiden führt zu sehr dürftigen Resultaten. Also werden in der Folge chemische Medikamente verabreicht, um »Befund-Kosmetik« zu betreiben.

Die Cholesterin-Produktion des Organismus jedoch (also die 90 %) wird durch Kohlenhydrate und Triglyceride (andere Fette) angetrieben, speziell durch leicht erschließbare Kohlenhydrate wie Zucker! Also wäre die richtige Maßnahme, den Zuckerkonsum zu beenden, andere Fette ebenfalls zu meiden (zum Beispiel gerade die Margarine) und überhaupt seinen *Erhöhtes* inneren Stoffwechsel in Ordnung zu bringen! Denn *Cholesterin ist ein* das erhöhte Cholesterin ist fast immer nur ein Zei- *Zeichen für einen* chen, daß der innere Stoffwechsel außer Tritt geraten *gestörten inneren* und nicht mehr in der Lage ist, die Dinge im Lot zu *Stoffwechsel* halten. Erhöhtes Cholesterin ist also nur ein Symptom davon!

Ernährungskorrektur, Vitamine und Eigenblut-Spritzen oder gleich eine anständige Basisregeneration können das in Ordnung bringen.

Es gibt auch eine angeborene Variante, bei der die Menschen einfach erhöhtes Cholesterin haben. Diese Patienten sollten sich strenger an gute Ernährungsrichtlinien halten.

Bitte vergessen Sie jedoch nicht, daß das Cholesterin
aber gar nicht jenen gefährlichen Stellenwert hat, wie
man derzeit noch glaubt! Man beruft sich dabei auf
Tests, wonach Menschen mit erhöhtem Cholesterin in
höherem Maß zu Arteriosklerose tendieren. Die
Erklärung ist einfach: Menschen mit erhöhtem Cholesterin ernähren sich schlecht, bringen dadurch ihren
Stoffwechsel aus dem Gleichgewicht und bekommen
dann auch Arteriosklerose. Das erhöhte Cholesterin
und die Arteriosklerose sind viel eher zwei unterschiedliche Symptome des gleichen Fehlers, als daß
das eine die Ursache und das andere die Folge wäre!
Wie die Arteriosklerose entsteht und was das Cholesterin damit zu tun hat, lesen Sie bitte im entsprechenden Kapitel.

Erhöhtes Cholesterin und Arteriosklerose: Zwei unterschiedliche Symptome des gleichen Fehlers

Die Konsequenz aus dem Gesagten lautet: Das
erhöhte Cholesterin ist ein Anzeichen dafür, daß Sie
sich schlecht ernähren. Sie sollten umgehend Ihre
Ernährung korrigieren und Ihren inneren Stoffwechsel
in Ordnung bringen (zum Beispiel durch eine Basisregeneration).

Colitis *(siehe Dickdarm-Entzündung)*

Darmerkrankungen

Das Verdauungs-System besteht aus Mund-Speiseröhre-Magen-Dünndarm-Dickdarm. Die Bauchspeicheldrüse gibt Enzyme in den Dünndarm ab, die den
Speisebrei aufschließen. Die Leber gibt Galle ab, die

ein Lösungsmittel für Fette bildet, damit diese auch aufgenommen werden können. Außerdem gibt es eine Bakterienbesiedelung im Darm. Diese Bakterien sind beim Aufschließen und Verwerten der Nahrung behilflich und erzeugen sogar Vitamine, die der Körper braucht. Bei Darmerkrankungen ist in dem eben beschriebenen Gleichgewicht eine Störung entstanden. Diese Störung entsteht in erster Linie durch unrichtige Ernährung oder – am zweithäufigsten – durch den nervlichen Zustand des Patienten.

Darmstörungen entstehen durch falsche Ernährung und schlechten Nervenzustand

In den meisten Fällen ist es völlig unnötig, die üblichen schulmedizinischen Untersuchungen wie Darmröntgen, Gastroskopie, Coloskopie zu machen, weil man die Störung nicht sieht, auch wenn man durch all die Löcher hineinschaut. Man sieht bestenfalls die Folge, das heißt die Diagnose lautet dann zum Beispiel »Gastritis« oder »Colitis«. So glaubt der Patient, er habe Gastritis oder Colitis, statt zu erfahren, daß er sich schlecht ernährt. Damit will ich keineswegs sagen, daß diese Untersuchungen gar nicht durchgeführt werden sollen, weil man in ca. 1% der Fälle auch gröbere Krankheiten entdecken kann. Aber erfahrungsgemäß verhält es sich meistens so: Sieht der Arzt bei den Untersuchungen etwas, dann heißt es zum Beispiel Colitis, sieht er nichts, lautet die Diagnose: »Sie sind gesund.« Beides führt zu keiner Lösung – knapp vorbei ist auch voll daneben.

Am häufigsten äußern sich Darmerkrankungen durch Blähungen, Völlegefühl, breiige oder übelriechende Stühle, Verstopfung etc. Das alles entsteht durch Störungen der komplizierten Vorgänge, die alle der Reihe nach ablaufen müssen und zusammenpassen sollen.

Die ernährungsbedingten Störungen

Der Ernährung habe ich in diesem Buch ein eigenes Kapitel gewidmet. Ich möchte hier nur darauf hinweisen, daß unsere sogenannte normale Ernährung schlecht ist und üblicherweise zu Verdauungsstörungen führt. Abgesehen davon muß jeder Mensch seine eigene, für ihn passende Ernährungsform finden und soll sich nicht an Gewohnheiten oder dem orientieren, was man ihm vorsetzt. Man lernt vieles im Leben, wie autofahren etc., aber nichts über die Ernährung. Das führt dazu, daß sich der Mensch um diese lebenswichtige Sache frühestens erst dann kümmert, wenn der Schaden bereits voll etabliert ist. (Oder er kümmert sich auch dann nicht darum, weil er sich auf die Medizin verläßt.)

Jeder Mensch muß seine eigene Ernährungsform finden

Wenn man also das Falsche ißt, werden Störungen auftreten. Dabei kann es durchaus sein, daß sie sich erst viel später bemerkbar machen, nachdem man sich schon längst an die falsche Ernährung gewöhnt hat. Oft tauchen die Störungen gar nicht im Magen-Darm-Trakt auf, sondern als andere Krankheiten. Eine Ernährungskorrektur mit einem erfahrenen Berater wird die beste Lösung sein. Bitte lesen Sie dazu auch mein Kapitel über Ernährung, orientieren Sie sich daran und benützen Sie es, um Ihre eigene individuelle Ernährungsform zu finden und darin zu variieren.

Und – ich kann es nicht oft genug wiederholen – bitte vergessen Sie nicht, daß der Genuß von Zucker, Süßigkeiten und gesüßten Getränken falsche Bakterien und Pilze fördert, wodurch ebenfalls die obengenannten Störungen auftreten. Das bloße Eliminieren von Industriezucker aus der täglichen Nahrung als einzige Maßnahme kann – besonders bei jüngeren Leuten – oft schon zur Lösung der Probleme führen, bei Älteren erreicht man zumindest eine Besserung.

Der »nervöse« Hintergrund von Darmerkrankungen

Für den Ablauf der Verdauung ist eine bestimmte Einstellung des Nerven- und Hormonsystems notwendig, das heißt der Verdauungsapparat funktioniert dann am besten, wenn er auf Entspannung, Zeithaben, Zurücklehnen, Faulheit etc. eingestellt ist. Schlußfolgerung daraus: Wenn sich jemand im Streß oder gar im Dauerstreß befindet, kann das System nicht gut funktionieren. Es wird eher zu Gärung und Fäulnis kommen, weil zu wenig Verdauungsenzyme abgegeben werden und die Nahrung nicht gut genug verarbeitet werden kann. Menschen, deren Leben anhaltend von Ängsten, Nervosität, Unsicherheit und Anspannung begleitet wird, werden sehr wahrscheinlich Darmstörungen bekommen.

Streß, Ängste, Unsicherheit, Anspannung verursachen Darmstörungen

Therapie: In diesen Fällen bietet sich die Hay'sche Trennkost an. Wenn man Kohlenhydrate und eiweißreiche Nahrungsmittel trennt, tut sich der Verdauungsapparat wesentlich leichter. Dann kommt man auch mit weniger Verdauungsenzymen zurecht, obwohl es sich bereits um ein geschwächtes System handelt.

Hay'sche Trennkost entlastet die Verdauung

Noch ein wichtiger Hinweis: Bitte denken Sie daran, daß der Akt der Verdauung bereits im Mund beginnt. Mit hastigem Schlingen ohne richtige Zerkleinerung und gutes Einspeicheln verhindert man, daß der Darm seine Arbeit korrekt ausführen kann.

Dickdarm-Divertikel

Das sind kleine, sackartige Ausbuchtungen, die sich durch die Dickdarm-Muskulatur gemogelt haben. Darin sammeln und verhärten sich oft Stuhlreste. Die Ursache dafür liegt häufig in der schon vorher vorhandenen Verstopfung oder in einem – aus anderen Gründen – verkrampften Darm.

Meistens erfährt man, daß man Divertikel hat, weil es im Befund eines Dickdarmröntgens steht. Aber das ist nicht weiter schlimm, denn die einzige Gefahr dieser Ausbuchtungen besteht darin, daß dort »festgehaltene« Stuhlreste eine Entzündung auslösen und Schwierigkeiten verursachen können – aber das ist selten. Jedenfalls ist klar, daß im Darm etwas falsch läuft. Eine gewisse Sanierung ist notwendig, damit die vorhandene Verstopfung beendet wird.

Vorhandene Verstopfung beseitigen!

Mein Vorschlag dazu: Ernährungsfehler ausmerzen, faserreiche Kost, Magnesium zur Entspannung, Darmflora reparieren.

Dickdarm-Entzündung, Colitis

Eine Dickdarm-Entzündung ist entweder eine psychosomatische Krankheit oder sie geht auf eine krankhafte Bakterienbesiedelung zurück. Oder beides ist der Fall.

Mit medizinischen (körperlichen) Methoden kann man nur die Bakterienflora in Ordnung bringen. Sie kennen die Therapie schon: Strikte Ernährungskorrektur und Züchtung der richtigen Bakterien (Stichwort »Symbioselenkung«). Die psychische Seite läßt sich leider nicht mit medizinischen (körperlichen) Verfahren beheben. Das, was an Colitis übrigbleibt, nachdem die Darmverhältnisse in Ordnung gebracht wurden, muß mit schulmedizinischen Methoden behandelt werden. Das bedeutet, wenn es ohne entzündungshemmende Mittel nicht geht, müssen die Symptome auf diese Art unterdrückt werden.

Bei einer Dick-darm-Entzündung erreicht man Besserung durch Homöopathie, Akupunktur und Ozon-Einläufe

Einigen Erfolg kann man von der Homöopathie (Einzelmittel-Homöopath) oder chinesischer Akupunktur erwarten. Ich habe auch schon von guten Resultaten durch Einläufe mit Eigenharn gehört. Auch bei Einläufen mit Ozon und ähnlichen Dingen kann man mit anhaltender Besserung rechnen.

Dickdarm-Polypen

Falsche Verhältnisse im Darm können auch zu Polypen führen. Das sind gutartige Schleimhautwucherungen.

Polypen können krebsig entarten

Wenn man die Zustände im Darm nicht schleunigst und nachhaltig repariert (Ernährung, Darmflora), können diese Polypen auch krebsig entarten. Sie gelten schulmedizinisch als Vorstufe oder zumindest als Gefahrenquelle für Dickdarmkrebs.

Meiner Erfahrung nach spielt auch hier der Industriezucker eine tragende Rolle. Ich habe noch keinen Patienten mit Dickdarmkrebs gefunden, der nicht täglich Zucker konsumiert hat (Süßigkeiten, gezuckerte Getränke etc.). Die Sanierung des Dickdarms geschieht immer durch die Ernährung und Züchtung der richtigen Bakterienflora.

Schulmedizinisch sorgt man sich leider nicht um eine derartige Sanierung. Die Polypen werden nur immer wieder abgetragen und untersucht, ob sie nicht schon krebsig sind. Man kontrolliert dann regelmäßig durch Coloskopie, weil man weiß, daß Polypen immer wiederkommen und auch neue entstehen.

Wenn man aber nach den oben genannten naturmedizinischen Richtlinien behandelt, die Ernährungsumstellung konsequent beibehält und die Gesundheit durch eine Basisregeneration verbessert, kommen die Polypen in der Regel nicht mehr wieder. Oft ist auch eine generell entgiftende Therapie wie Fasten oder eine Mayr-Kur vonnöten.

Durchblutungsstörungen

Nicht selten werden irgendwelche Empfindungen oder Empfindungsstörungen von den Patienten als Durchblutungsstörungen bezeichnet. Daher sollte man sich mit einem verständigen Arzt zusammensetzen und herausfinden, ob es sich tatsächlich um echte Durchblutungsstörungen handelt. Darunter versteht man den Umstand, daß durch die Blutgefäße, die das Blut von Herzen nach außen tragen, das Blut nur schwer durchkommt. Die Folge ist, daß das Gewebe nicht versorgt wird. Die Ursachen dafür sind vielfältig.

Zuerst muß man klären, ob eine echte Durchblutungsstörung vorhanden ist

1. Zuallererst gilt, was im Kapitel »Arteriosklerose« beschrieben ist.
2. Blutgefäße werden von einem Nervengeflecht umgeben und können sich auch »nervlich« verkrampfen. Das bedeutet, ähnlich dem Zustand, daß erhöhter Blutdruck entstehen kann, wenn sich das ganze Gefäßsystem anspannt, kann sich auch nur ein umschriebener Bereich dieses Systems anspannen und zu einer teilweisen Durchblutungsstörung führen. In diese Kategorie gehört auch eine Krankheit, die man »Morbus Raynaud« nennt: manche Leute bekommen selbst bei warmen Temperaturen kalte, weiße, durchblutungsgestörte Finger.
3. Ganz ähnliche Mechanismen können dadurch hervorgerufen werden, daß sich unweit der Durchblutungsstörung ein kleiner Krankheitsherd befindet.

Das kann eine Narbe sein, eine nicht ganz aus-geheilte Wunde, ein Zahnherd oder ähnliches. Als (lokale) Reaktion gibt es dann in der Nähe eine Gefäßverkrampfung und somit eine Durchblu-tungsstörung. Hier muß man natürlich die Ursache aufspüren und in Ordnung bringen. Dazu hilft meist Neuraltherapie, Akupunktur oder Herdentfernung, wie zum Beispiel Zahnziehen.

Gefäßver-krampfungen entstehen auch durch Unverträg-lichkeiten oder Allergien

4. Gefäßverkrampfungen können auch aufgrund von Unverträglichkeiten oder Allergien entstehen. Ein Beispiel dafür: Viele Migränepatienten haben des-wegen Migräne, weil sie Milch und Milchprodukte nicht gut vertragen und eine unterschwellige Aller-gie darauf haben. Die Abwehrreaktion auf die Milchprodukte spielt sich dann in den Blutgefäßen ab, so daß es zu Durchblutungsstörungen in Ge-hirnabschnitten kommen kann.

5. Blutdrucksenkende Medikamente haben oft zur Folge, daß jetzt zwar der Druck niedrig ist und man sich darüber freut, daß aber dieser neue, gesenkte Druck nicht mehr ausreicht, um die Organe zu ver-sorgen. Hier hilft eine Basisregeneration, um die Durchblutung generell zu verbessern – bis hin zu dem Umstand, daß man eventuell gar keine blut-drucksenkenden Mittel mehr braucht.

6. Auch eine Anschoppung des Bindegewebes kann zu Durchblutungsstörungen führen. Das Gewebe schwillt an, und sowohl der Durchfluß mit Nähr-stoffen als auch der Abfluß von Schlackenstoffen werden erschwert. Das ist recht häufig der Fall – Ernährungsfehler und mangelnde Bewegung führen dazu. Therapie: Korrektur der Fehler und eine Basis-regeneration (spornt Selbstheilungsmaßnahmen an). Auch eine Lymphdrainage hilft.

Durchfall

Durchfall ist eine Reinigungsmaßnahme des Körpers. Unsere heutige Medizin ist eine Symptomen-Medizin und unterdrückt alle Selbstheilungsmechanismen des Körpers. Dadurch wird der Organismus in seinem Bestreben behindert, die Dinge in Ordnung zu bringen und zu halten. Genauso offensichtlich, wie bei Grippe das Fieber und die Entzündung vom Organismus als Abwehrmaßnahmen betrieben werden, wird durch den Durchfall »Gift« aus dem Körper befördert. In der Ganzheitsmedizin wird der Durchfall nur unterdrückt, wenn er außer Kontrolle gerät und die Gefahr droht, daß der Gesamtorganismus zu viel Flüssigkeit verliert (besonders bei Kindern). Aber sonst behandele man bitte nicht den Durchfall, sondern die Vergiftung, die dazu geführt hat. Oft sind es Gifte, die man gegessen oder getrunken hat (in diesem Fall zum Beispiel Tierkohle-Tabletten geben). Es können aber auch falsche Bakterien oder Viren sein, die der Körper loswerden will.

Durchfall befördert Gift aus dem Körper

Mitunter führen auch Allergien zum Durchfall, denn auch innen im Darm können ähnliche Unverträglichkeits-Reaktionen ablaufen wie außen an der Haut. Daher sollte man – wie überall in der Medizin – immer die Ursache behandeln und nicht die Erscheinung »Durchfall«. Der Organismus »denkt sich etwas dabei«, wenn er entgiftet – wir sollten ihn nicht daran hindern und verstopfen.

Ekzem (siehe auch Allergien, Hauterkrankungen)

Ekzem ist ein Sammelbegriff für abgegrenzte Hauterscheinungen.

Im Grunde kann die Ursache allergisch oder auf eine allergieähnliche Unverträglichkeit zurückzuführen sein. Auch eine körperliche Reaktion auf Gifteinwirkung ist möglich. Da alle diese Zustände durch naturmedizinische Maßnahmen der Entgiftung und Reparatur des Immunsystems behandelt werden können, spielt diese Unterscheidung keine große Rolle.

Ein Ekzem reagiert manchmal wie eine psychosomatische Krankheit

Das Ekzem ist (auch naturmedizinisch) nicht leicht zu therapieren. Manchmal heilt es aus und kommt doch wieder, je nach der geistigen Verfassung des Patienten – ganz wie eine psychosomatische Krankheit. Man muß wachsam sein gegen unterschwellige Allergien in Nahrungsmitteln und bezüglich der Dinge, mit denen man von außen in Berührung kommt. Findet man nichts, muß das Immunsystem korrigiert werden. Dazu bieten sich an: Bioresonanz- und Mora-Therapie, modifizierte Eigenblut- und Eigenharn-Behandlungen.

Entzündung

Die Entzündung verdient eine eigene Erwähnung. Man muß verstehen, daß die Entzündung eine jener Maßnahmen ist, mit denen der Organismus Heilungen herbeiführen kann.

Die gedankenlose, massive Verordnung von sogenannten »entzündungshemmenden Medikamenten« geht darauf zurück, daß man sich in der Medizin dem Diktat der Pharma-Industrie untergeordnet hat. Wirkliche Medizin als Wissensgebiet – also reine medizinische Wissenschaft – würde vielleicht einlenken und den Organismus bei seinen eigenen Bemühungen unterstützen statt ihn zu behindern. Leider wurde dieser Blickpunkt aufgegeben. Ausschließlich pharmazeutisch-wissenschaftliche Untersuchungen werden als »wissenschaftlich« anerkannt. Dadurch kommt es zur heutigen »symptomatischen Medizin«. Fazit: Die Entzündung wird unterdrückt.

Die Konsequenz für den Patienten: Durch die wiederholte Unterdrückung von akuten entzündlichen Reparaturvorgängen wird dem Organismus beigebracht, sich nicht mehr effektiv zu wehren. Er kann dann nicht mehr durch seine eigenen Maßnahmen die Krankheiten besiegen. Und so kränkeln die Menschen heute immer mehr dahin, weil keine Ausheilung erreicht wird.

Entzündungs-
hemmung =
Abwehrhemmung

Erkältung *(siehe Infekt, Infektanfälligkeit, Entzündung, Fieber, Grippe)*

Natürlich kann auch der Umstand einer Unterkühlung zu einer fieberhaften Erkrankung führen, dennoch ist ein eigenes Kapitel darüber nicht nötig. Das Thema wird unter den genannten anderen Stichworten genügend abgehandelt.

Fieber

Fieber ist keine eigenständige Krankheit, sondern meistens Zeichen eines aktivierten und aktiven Immunsystems. Der Körper ist gerade dabei, einen »Feind« (Bakterium, Virus) zu bekämpfen und zu besiegen. Dazu wird auch das Fieber benötigt. Daher ist es einleuchtend, daß es nicht gut ist, den Organismus bei der Aktivierung seines Abwehrsystems zu unterbrechen. Wenn man also die beliebten »fiebersenkenden und entzündungshemmenden Medikamente« (wie zum

Fieber bekämpft
die »Feinde«
des Körpers

Beispiel Aspirin etc.) nimmt, senkt man zwar rasch das Fieber, aber man schaltet auch gleichzeitig alle anderen Abwehrmaßnahmen (»entzündungshemmend«) aus. Resultat: Ein Organismus, dem »die Flügel gestutzt sind«.

Selbstverständlich kann Fieber auch aus anderen Gründen entstehen (zum Beispiel bei einem Sonnenstich oder bei schweren Erkrankungen, inneren »Auto-Immun-Erkrankungen«). In letzteren Fällen ist bereits alles außer Kontrolle geraten, die Behandlung ist eine schulmedizinische Angelegenheit (Akut-Medizin!). Bei diesen Ausnahmen muß fiebersenkend eingeschritten werden.

Wann muß man das Fieber senken? Wann nicht?

Bei Kindern gibt es auch Fieberkrämpfe, und es ist mitunter empfehlenswert, das Fieber nicht so hoch ansteigen zu lassen, damit es nicht mehr Schaden als Nutzen bringt.

Fiebersenkende Mittel?

In der Therapie der heutigen Medizin wird aber viel öfter »gutes« Fieber unterdrückt, ohne daß irgendeine Gefahr bestünde. Die gefährlichen Zustände, bei denen man außer Kontrolle geratenes Fieber senken muß, sind eigentlich sehr selten.

Gegen Fieber helfen bei Kindern: Wadenwickel, Leibwickel, Essigsocken

Speziell bei Kindern kann man getrost zu Wadenwickeln, Leibwickeln, den bekannten »Essigsocken« und ähnlichen Maßnahmen greifen. Man kommt in 95 % der Fälle ausgezeichnet damit aus, ohne das Immunsystem ausschalten zu müssen.

Als einziges natürliches »fiebersenkendes« Mittel darf man Desoxycholsäure (DCA) bekommen. Diese Substanz wird von den richtigen Darmbakterien erzeugt und ist im Körper meist nur mangelhaft vorhanden. DCA beflügelt das Immunsystem, der Organismus wird mit seiner Abwehrleistung rasch fertig und dadurch wird das Fieber gesenkt! Mit Hilfe von DCA heilen banale Infekte innerhalb von Stunden oder längstens zwei Tagen. Diese Substanz wird ausschließlich bei Fieber wirksam und senkt das Fieber nicht, wenn das Immunsystem andere Maßnahmen benötigt (zum Beispiel Antibiotika). Aber – DCA ist nicht patentierfähig und wird daher von der Pharma-Industrie nicht propagiert.

DCA ist das einzige natürliche »fiebersenkende« Mittel

Wenn der Körper bei einem Infekt kein richtiges Fieber erzeugen kann, hilft auf jeden Fall eine Basisregeneration. Sie sollte bei jeder herabgesetzten Abwehr unbedingt gemacht werden.

Fieber, chronisch wiederkehrendes

Manche Menschen leiden an chronisch immer wiederkehrenden leichten Fieberschüben – meistens ist es kein hohes Fieber, sondern nur erhöhte Temperatur. Sie irren dann oft von Arzt zu Arzt, und weil man nichts finden kann, ist nicht nur der Patient ratlos.

Auch in diesen Fällen ist es ganz simpel: Eine Basisregeneration wird das Immunsystem wiederherstellen, damit es die Krankheit besiegen kann. In neun von zehn Fällen geht das ganz rasch und einfach.

Im Zweifelsfall sollte man eine Basisregeneration machen

In der Naturheilkunde ist man nie abhängig davon, den »Feind« kennen zu müssen, sondern wir vertrauen auf die Fähigkeit der Selbstheilungskräfte. Wir haben deren »Geheimnisse« verstanden: Wir wissen, wie sie arbeiten und wie man sie unterstützen und ankurbeln kann. Es ist uns egal wie das Virus heißt – oder ob es überhaupt einen Namen hat.

Fisteln

Fisteln sind Verbindungen von Körperhöhlen zur »Außenwelt« oder zwischen anderen Bereichen des Körpers, wo sie nicht hingehören.

Achtung: Was oft bloß wie ein Fehler der Natur aussieht, kann sich als vernünftige Maßnahme des Organismus herausstellen. Im Prinzip ist es für die Entgiftung eine sinnvolle Aktion, das Gift durch Ausbildung eines Kanals in die Außenwelt zu befördern, zum Beispiel kann, wenn man eine innere Eiterung hat, auf diesem Weg Eiter herausrinnen. Die einzig sinnvolle Maßnahme in diesem Fall ist es natürlich, die Eiterung chirurgisch zu entfernen, damit nichts mehr nach außen transportiert werden muß, ein Beispiel dafür ist die Zahnfistel.

Bei der Analfistel entstehen Kanäle zwischen dem Enddarm und der Außenwelt neben dem Schließmuskel oder durch ihn hindurch. Die Ursache liegt häufig in falschen Bakterien, die sich dort in Winkeln eingenistet haben, so daß es für den Organismus notwendig war, diese Fisteln zu erzeugen. Dennoch bleibt nichts anderes übrig, als sie chirurgisch zu entfernen. Logischerweise ist dann eine Reparatur der Darmbesiedelung notwendig.

Fisteln sind eine Reinigungsaktion des Körpers

Zusammenfassend ist zu sagen, daß Fisteln eine sinnvolle Reinigungsaktion des Körpers sind. Sie deuten auf einen bereits vorhandenen – dieser Sache zugrundeliegenden – Übelstand hin.

Frieren, Kältegefühl

Kreislaufschwachen Patienten ist immer kalt. Meistens ernähren sich diese Menschen schlecht (zu viel Süßes!) und betreiben keinen Sport. So kommt es zu Mangelerscheinungen und einem sehr untrainierten Kreislauf. Junge Frauen leiden häufig darunter. Die Therapie ist klar, ich brauche das wohl nicht näher zu erläutern. Man sollte auch eine Basisregeneration dazu machen, weil der Organismus oft nicht mehr von selbst auf das gewünschte Niveau kommt beziehungsweise nicht stabil bleibt. Kreislauftropfen sind Nonsens.

Wer einen schwachen Kreislauf hat, dem ist meistens kalt

Es gibt auch ein Kältegefühl in abgegrenzten Körperabschnitten. Die möglichen Ursachen dafür sind Durchblutungsstörungen, Nerven-Irritationen (zum Beispiel bei Ischias) oder ein Krankheitsherd in der Nähe, der das Gebiet stört. Die jeweilige Ursache muß gesucht und entsprechend behandelt werden.

Furunkel, Abszess, Furunkulose

Furunkel sind Eiterblasen, Eiterbeulen an der Haut, die oft aus Haarfollikeln entstehen. Wenn man zu Furunkeln neigt oder gleichzeitig mehrere hat, die immer wiederkommen, bezeichnet man das als Furunkulose. Auch hier gibt es einen akuten und einen chronischen Aspekt. Wenn ein Furunkel einmal da ist, muß es vom Blickpunkt der Chirurgie aus betrachtet werden, das heißt der Eiter muß herauskönnen, sonst fließt er nach innen und kann den Organismus bis hin zur Lebensgefahr beeinträchtigen. Also schneidet man hinein und läßt die Öffnung bis zur Heilung offen.

Im Akutfall hilft nur chirurgische Öffnung

95

Wenn man zu Furunkeln neigt, kann das an der Haut direkt liegen (zum Beispiel zu fett, so daß sich die Poren verstopfen), oder der Entzündungsprozeß kommt von innen – dann hat es mit der Ernährung und den Darmbakterien zu tun. In diesem Fall muß die Furunkulose als Entgiftungsprozeß angesehen werden: Der Körper benützt sinnvollerweise den Mechanismus der eitrigen Einschmelzung, um »Dreck« loszuwerden – ein Vorgang, der nicht krankhaft, sondern »gesund« ist. Man muß den Organismus säubern, damit er diese Maßnahme nicht mehr notwendig hat. Wie gesagt, die Ursache liegt meistens im Darm, so daß zum Beispiel durch Einläufe (Darmreinigung von hinten) ganz rasch die Neubildung von Furunkeln verhindert wird. Gleichzeitig müssen Ernährung und Darmbakterien korrigiert werden.

Jeder Fall ist anders gelagert, deshalb möchte ich, daß Sie diese Ausführungen nur als generelles Konzept verstehen.

Die Ursache für Furunkel liegt meistens im Darm – das heißt Einläufe, Ernährung und Darmbakterien korrigieren

Gastritis (siehe Magenbeschwerden)

Gelenkschmerzen (siehe Arthritis, Arthrose)

Geschwür des Unterschenkels, Ulcus cruris, »offenes Bein«

Ein Geschwür ist fehlendes Gewebe – der Untergrund liegt an der Oberfläche. Es fehlt Haut oder Schleimhaut. Die untere Seite des Unterschenkels ist ohnehin ein schlecht durchbluteter Bereich, und eine Störung

der Blutversorgung führt zur Entstehung dieser Wunden, die dann nur sehr schwer zu schließen sind.
Unterschenkelgeschwüre können entstehen
1. durch schlechte Venen,
2. durch schlechte Arterien und
3. durch (zusätzlich) allgemein schlechte Verhältnisse im Organismus.

Ursache: Schlechte Venen

Venen sollen das Blut abtransportieren. Wenn Krampfadern vorhanden sind, führt das zu einem Rückstau des Blutes, das dadurch nur schleppend zu Lunge und Herz zurückgebracht werden kann. Durch die lastende Blutsäule erweitern sich weiter abwärts gelegen auch die kleinen Venen – es entsteht ein blau-braunes Geflecht. In der Folge kommt es gehäuft zu Blutungen, die schon durch die geringste Verletzung ausgelöst werden können. Jetzt vernarbt sich dieser Bereich mehr und mehr, wodurch die Durchblutung weiter verschlechtert wird. Schließlich wächst so eine Blutungswunde nicht mehr zu, das »offene Bein« ist entstanden.

Blut wird durch Venen abtransportiert

Ursache: Schlechte Arterien

Die Aufgabe der Arterien ist es, im Körper das Frischblut zu transportieren. Wenn diese Blutversorgung schlechter und schlechter wird (zum Beispiel durch Arterienverkalkung), ist das Gewebe ungenügend durchblutet, bis es entweder abstirbt oder sich schon bei einer kleinen Verletzung nicht mehr regenerieren kann und somit offen bleibt.

Zusätzliche allgemein schlechte Verhältnisse

Grundsätzlich ist zu sagen, daß beim Unterschenkelgeschwür immer irgendeine Art von Durchblutungsstörung gegeben ist (siehe die vorangegangenen Punkte). Aber – basierend auf dieser Durchblutungsstörung – führen oft andere Zustände dazu, daß es zur Wunde kommt. Kaputte Lymphgefäße oder »Anschoppung« sind zwei Möglichkeiten. Außerdem verschlechtern andere vorhandene Krankheiten (zum Beispiel Zuckerkrankheit) die Heilfähigkeit des Organismus.

Therapie

Selbstverständlich muß man je nach vorherrschender Ursache behandeln. Die Anordnungen für die schulmedizinische Pflege und Säuberung der Wunde sind vorbehaltlos zu befolgen. Um die Wunde aber tatsächlich anhaltend zu schließen, muß man die Grundkrankheit so weit verbessern, daß der Organismus diese Heilung auch vollziehen kann.

Die Hinweise für Pflege und Säuberung sind unbedingt zu befolgen

Wenn eine »Anschoppung« des Organismus gegeben ist, muß man eine Weile fasten oder ähnliches tun (siehe Stichwort »Anschoppung«, Kapitel »Blutdruck, hoher«). Auch Übergewicht verschlechtert den Blutabfluß. Diese Randbedingungen müssen in Ordnung gebracht werden. Dazu dienen all die medizinischen Maßnahmen, die ich schon mehrmals genannt habe, wie zum Beispiel die Basisregeneration, die »Therapie vor der Therapie« (siehe Kapitel 2, Seite 25). Auch Laser-Bestrahlung (Helium-Neon-Laser) hilft. Eine Ozon-Therapie ist aber meist der Schlüssel zum Erfolg: Zuerst als Generalverbesserung, dann durch Lokalbegasung mit einem Sauerstoff-Ozon-Gemisch. Wenn man keine Randbedingung übersehen hat, heilt das Geschwür meistens zu.

Eine Ozon-Therapie ist meistens der Schlüssel zum Erfolg

Steht eine Arteriosklerose – eine Durchblutungsstörung der Arterien – im Vordergrund, kann man auf die Chelat-Therapie zählen (siehe »Arteriosklerose«, Seite 48).

Auf einen wichtigen naturmedizinischen Blickpunkt muß ich hinweisen: Der Organismus schafft sich eine Öffnung zur Entgiftung und hält diese Wunde offen, um dort ständig entgiften zu können. Wir Ärzte neigen dazu, das als Blödsinn abzutun – ich tue das nicht. Denn erst wenn man die übermäßigen Schlacken- und Giftansammlungen des Körpers bereinigt hat, heilen die Geschwüre zu.

Jedenfalls sind die Chancen sehr gut, mit den genannten Maßnahmen das »offene Bein« zuzuheilen.

Geschwür des Magens, Ulcus ventriculi, Ulcus duodeni

Man muß ein Magengeschwür in seinem Zusammenhang sehen. Vor allem ist es meist eine psychosomatische Erkrankung, aber auch innerhalb der körperlichen und mechanischen Abläufe existiert das Geschwür nicht für sich alleine: Es gibt schon lange vorher eine ungünstige Ernährung, es war immer schon eine gewisse Entzündung (Gastritis) vorhanden, zumeist hat der Darm eine schlechte Bakterienbesiedelung – und es gibt Lebenssituationen, unter denen man leidet, anstatt sie in Ordnung zu bringen.

Aber selbst wenn es sich zum überwiegenden Teil um eine psychosomatische Erkrankung handelt, helfen körperliche Maßnahmen, zum Beispiel eine leichte milde Kost (Mayr-Kur oder Hay'sche Trennkost) und Leinsamen als Schleimlieferant. Dafür erhitzt man einen Eßlöffel Leinsamen in einem halben Liter Wasser und läßt es abkühlen. Man sollte mehrmals

Bei einem Magengeschwür helfen Mayr-Kur, Hay'sche Trennkost und Leinsamen

99

am Tag das warme Schleimwasser trinken (die Körner schaden aber auch nicht, weil sie durch das Erhitzen ohnehin schleimig sind). Diese Methode hat sich speziell bei Nüchternschmerz sehr bewährt.

Erhitztes Fett und Zucker meiden

Bei allen Magenbeschwerden muß man vor allem erhitztes Fett absolut meiden. Zuckerkonsum verschlechtert die Bakteriensituation, die Heilfähigkeit und die geistige Verfassung (durch Vitaminmangel!).

Eine Basisregeneration ist auch hier hilfreich, obwohl die Situation nicht danach ruft. Aber je besser es jemandem allgemein geht, desto leichter kann er mit Streß umgehen und desto größer ist die generelle Heilfähigkeit des Körpers.

Gicht (siehe auch Arthritis, Arthrose)

Gicht ist eine Anschoppung von Harnsäure im Körper, die sich irgendwo ablagern muß. Sie tut das bei den Gelenken – schlimme Schmerzanfälle und Entzündungen sind die Folge. Im Sinn einer erschwerten Ausscheidung können auch Nierensteine entstehen, aber unter Gicht versteht man im Grunde die Erkrankung an den Gelenken.

Bei Gicht ist eine Diät in jedem Fall nötig

Unabhängig davon, ob die Ausscheidung gestört ist oder eher ein Zuviel an Harnsäure in den Körper kommt, muß in jedem Fall eine Diät gemacht werden. Harnsäure ist ein Abbauprodukt aus dem Eiweißstoffwechsel. Am meisten davon fällt an, wenn man Innereien ißt. Aber auch jeder andere Fleischgenuß produziert genug Harnsäure, damit die Krankheit bestehen bleibt. Hefe ist ebenfalls reich daran (Brot und Backwaren), auch Kaffee muß vermieden werden. Eine streng vegetarische Kost über einige

Wochen wird einen Patienten so weit in Ordnung bringen, daß er dann seine richtige Dauerernährung finden kann.

Schulmedizinisch wird ein Medikament verabreicht, das die Produktion von Harnsäure verhindert. Die Folge davon ist, daß sich eine andere Substanz – allerdings nicht in den Gelenken – aufstaut. Im akuten Stadium wird man das Präparat selbstverständlich nehmen. Obwohl dieses Mittel relativ nebenwirkungsarm zu sein scheint, ist es dennoch keine ursächliche Behandlung auf Dauer.

In jedem Fall ist die Gicht ganzheitsmedizinisch gut heilbar.

Gicht ist ganzheitsmedizinisch gut heilbar

Glaukom, grüner Star

Bei dieser Krankheit ist der Innendruck des Auges erhöht. Häufig passiert das eine Weile, nachdem der Blutdruck gestiegen ist. Das deutet darauf hin, daß die Ursache eine ähnliche ist. Wenn man rechtzeitig behandelt, helfen Fasten, Lymphdrainage des Kopfes und eine Ernährungskorrektur.

Grauer Star

Das ist eine Trübung der Linse. Man beginnt alles wie durch einen Grauschleier zu sehen. Einlagerungen in der ursprünglich klaren Linse und (vorzeitige) Alterung dieses Organs sind die Ursache.

Was einmal passiert ist, kann nicht mehr rückgängig gemacht werden, aber: Eine Basisregeneration hebt vorzeitiges Altern auf; eine Lymphdrainage des Kopfes

Bei Augenerkrankungen hilft eine Lymphdrainage des Kopfes

entgiftet das Gebiet, so daß für eine Weile der Prozess des Einlagerns verzögert wird; eine Ernährungsumstellung hält den Organismus länger sauber und vital, und somit kann durch all diese Maßnahmen die Verschlechterung gestoppt werden.

Gliederschmerzen

Für Glieder-schmerzen ist meistens eine Grippe oder Virusinfektion verantwortlich – die Beschwerden können aber auch von der Wirbel-säule kommen

Das ist natürlich keine eigenständige Krankheit. Es muß immer nach den Hintergründen geforscht werden und erst dann kann man entsprechend behandeln. Meistens ist eine Grippe oder eine andere (Virus-) Infektion dafür verantwortlich (vgl. Seiten 103 und 122).

Aber die Beschwerden können auch von der Wirbelsäule kommen oder durch andere versteckte Zustände hervorgerufen werden. In dieser Hinsicht gibt es eine besondere Art von Maßnahme, deswegen habe ich die Gliederschmerzen als eigenständiges Kapitel aufgegriffen.

Unser Körper ist vielfach unterteilt. Er hat mehrere Gelenke und viele Wirbelkörper. Er ist damit in Segmente und Abschnitte eingeteilt. Das hat Vor- und Nachteile.

Der Vorteil ist der, daß eine Krankheit, ein Schock oder eine Verletzungsfolge in einem bestimmten Abschnitt bleiben, ohne den gesamten Organismus in Mitleidenschaft zu ziehen. Ein Beispiel dafür: Wenn ein Fußballspieler einige Stöße gegen das Schienbein bekommt, wird diese Schockwelle zunächst vom Knie (dem nächstliegenden Gelenk), dann vielleicht noch vom Hüftgelenk und vom fünften Lendenwirbel abgefangen. Wären diese Gelenke nicht da, würde man den Schlag bis in den Kopf hinauf empfinden.

Man könnte sogar bewußtlos werden, wenn man einen starken Schlag gegen das Schienbein bekommt. Wegen der Pufferwirkung der Gelenke und der Wirbelsäule ist das aber nicht der Fall.

Nun hat dieses System auch einen Nachteil: Was passiert mit der Energie der Schockwelle? Sie bleibt in diesem Gelenk! Die Abpufferung schützt also den Gesamtorganismus, ermöglicht aber Schäden in den Gelenken.

Gelenke und Wirbel fangen Schockwellen ab, dadurch sind Schäden möglich

Abhilfe schafft man durch Behandlungen, die diese blockierte Energie wieder freisetzen können, zum Beispiel Streichmassagen, Fußreflexzonenmassage, Akupunktmassagen, Akupunktur, Lymphdrainagen etc. Dem Patienten tut so eine Behandlung gut, er spürt die entspannende Wirkung, die Schockwelle wird ausgeleitet und der Energiefluß normalisiert sich wieder. Wenn man das nicht tut, entstehen »Schmerzen ohne Ursache« und in weiterer Folge Schädigungen der Gelenke der Wirbel bis hin zu Arthrosen und »Abnützungen«. Man muß also bei Patienten mit solchen Beschwerden in jedem Einzelfall bewerten, ob diese Art von Therapie notwendig ist.

Man muß blockierte Energien wieder freisetzen

Grippe, grippaler Infekt

Ein grippaler Infekt wird durch ein Virus hervorgerufen. Es gibt viele verschiedene Viren dieser Art.

Auslöser für diese Erkrankung ist meist ein Verlust oder ein angedrohter Verlust im Leben (schlechte Nachricht, aufgebauschte schlechte Nachricht etc.). Aber sowohl eine echte Unterkühlung wie auch eine allgemeine schlechte Abwehrlage fördern die Anfälligkeit.

Der Infekt an sich ist meist kein größeres Problem für den Körper, wenn man den Organismus die Sache »in die Hand nehmen läßt«. Nimmt man jedoch Grippemittel chemischer Art, heißt das, daß man den Organismus behindert, mittels Fieber und Entzündung seine Arbeit zu tun. Daher steigt die Anzahl der Menschen, die den Infekt noch lange »mit sich herumschleppen«. Manche Leute sind jedoch bald halbwegs gesund, um dann aber später – aufgrund der kastrierten Abwehrlage – andere (oft schwerere) Krankheiten zu bekommen.

Grippemittel behindern den Organismus, Antibiotika haben keine Wirkung

Ein gesunder Organismus braucht ein paar Tage, um die Anfechtung zu bekämpfen – und geht dann als Sieger hervor. Das stärkt ihn! Man kann den Kampf durch Vitamin C, Salbeitee, Schwitzen etc. unterstützen. Antibiotika haben keine Wirkung gegen Viren und würden eher schaden. Wenn sich der Organismus nicht zur effektiven Abwehr fähig zeigt, muß unbedingt eine Basisregeneration gemacht werden, um das Immunsystem wieder auf Trab zu bringen.

Grippe-Impfung

Ich werde sehr oft gefragt, was ich von der Grippe-Impfung halte, deshalb handle ich das Thema hier ab.

Impfen bedeutet das Einsetzen einer kleinen chronischen Krankheit

Grundsätzlich muß man von Patient zu Patient unterscheiden, daher kann meine Aussage nur ganz allgemein gehalten sein. Eigentlich ist eine Impfung das künstliche Einsetzen einer kleinen Krankheit, die so konstruiert ist, daß sie »chronisch« bleibt. Man muß bedenken, daß man mit vielen Impfungen viele kleine chronische Krankheiten einpflanzt. Das kann man nur bei einem hervorragenden Immunsystem tun – was es heute leider sehr selten gibt! Man gibt also chronische Krankheiten, um akute zu vermeiden. Akute Maßnahmen sind jedoch die ureigensten des Organismus, durch die er sich selbst stärkt. Daher sollte man die Sache mit den Impfungen nicht übertreiben.

Man kann eine Faustregel aufstellen: Bei Krankheiten, deren akutes Stadium üblicherweise lebensbedrohlich ist oder bleibende Schäden hinterläßt, ist die Impfung der kleinere Schaden und sollte daher gemacht werden. Bei »banalen« Krankheiten wäre es umgekehrt. Die akute Phase stärkt den Körper, wenn das Immunsystem intakt ist.

Eine Grippe-Impfung halte ich daher im Prinzip für falsch. Richtiger wäre es, das Immunsystem (zum Beispiel mittels Basisregeneration) in Ordnung zu bringen und in diesem Zustand zu halten.

Gürtelrose, Herpes zoster

Das ist eine Viruserkrankung, bei der das Virus fast immer eine Nervenbahn befällt. Genau im Bereich dieses Nervs treten Bläschen (wie bei Windpocken) und Schmerzen auf, in der Regel einseitig.

In der Tat ist es dasselbe Virus wie bei den Windpocken (Schafblattern). Jedoch im Fall der Ansteckung bekommen Kinder die Kinderkrankheit, Erwachsene meistens die Gürtelrose. Wenn das Immunsystem besonders geschwächt ist, kann auch bei Erwachsenen der ganze Körper befallen sein. Dann ist es eine schwere Erkrankung und der Patient sollte sich im Krankenhaus behandeln lassen.

Ein defekter Organismus kann sich nicht gegen Viren wehren

105

Gegen Viren gibt es kein Antibiotikum

Generell ist zu sagen, daß man die Krankheit »vorbeigehen« lassen muß, denn gegen Viren gibt es kein Antibiotikum. Bei geschwächter Abwehr muß man rasch die Basisregeneration durchführen. Sonst setzt man Vitamin B ein, weil es den Nerv schützt und Vitamin C, weil es gegen die Viren abdichtet und dem Immunsystem hilft. Beide Vitamine müssen hoch dosiert werden. Außerdem helfen homöopathische Mittel wie Ranunculus und Mezereum.

Das Hauptproblem besteht darin, daß die Krankheit zwar vorbeigeht, aber die Schmerzen häufig bleiben. Die genannte Behandlung mit gutem Vitamin B und genug Vitamin C sowie das Auflegen von Magneten mit deren Minus-Pol senkt diese Gefahr deutlich ab und verbessert die Heilungsrate ohne bleibende Schmerzen!

Aus irgendeinem Grund kommen manchmal dennoch »Zoster-Neuralgien« vor, die leider jahrelang bestehen bleiben können. In diesem Fall helfen eine gute Akupunktur, eine gute Akupunkt-Massage oder andere »energie-ableitende« Prozeduren.

Haarausfall

Haarausfall ist Symptom eines schlechten Gesundheitszustandes – speziell bei Frauen

Wie Sie im Lauf der Lektüre dieses Buches sicher schon verstanden haben, geht der generelle Gesundheitszustand des Menschen oft bergab. Ist das schon eine Weile der Fall, äußert sich das mit diversen Symptomen, die bei jeder Person anders sind. Ein solches Symptom ist der Haarausfall.

Natürlich gibt es auch hormonelle oder genetische Ursachen, aber in den meisten Fällen, speziell bei Frauen, ist ein herabgesetzter Gesundheitszustand die Ursache. Kommen dann noch Müdigkeit und andere Symptome dazu, ist das noch leichter erkennbar. Daher wundert es wenig, wenn oft schon die Basisregeneration allein die Sache in Ordnung bringt. Meistens muß zu den Vitaminen auch ein ausreichender Ersatz an Mineralien gegeben werden und man muß die Darmflora aufbauen. Der Haarausfall wird etwas langsamer besser als der Allgemeinzustand, das bedeutet, daß man oft vier bis sechs Wochen auf den Erfolg warten muß. Aber – in ca. 80 % der Fälle ist diese Behandlung erfolgreich.

Tritt der Erfolg überhaupt nicht ein und fallen die Haare weiter aus, kommt man ein wenig in Not. Dann muß man andere mögliche Ursachen suchen oder aber es ist eine hormonbedingte Sache, die nur schwer zu behandeln ist – speziell, seit man die Frischzellentherapie unberechtigterweise aus Unverständnis verboten hat.

Zusätzlich zur Basisregeneration, zu Vitaminen und Mineralien muß man die Darmflora aufbauen

Hämorrhoiden

Hämorrhoiden sind Krampfadern im Anus(= After)-Bereich. Dieses Venengeflecht dehnt sich aus, wenn im Bauchraum ein Überdruck entsteht.

Sollte eine schwere Krankheit (Leberzirrhose, Krebs o.ä.) dahinterstecken, wird das an anderer Stelle behandelt.

Aber die üblichen Hämorrhoiden sind einfach Krampfadern an besonderer Stelle. Meistens genügt es, Salben aufzutragen, damit die Beschwerden fürs erste verschwinden. Es ist nicht so wichtig, was in den Salben enthalten ist, denn der springende Punkt ist, daß nach der Stuhlentleerung nichts Rauhes zurück-

Salbenbehandlung reicht fürs erste meistens aus

bleiben darf, das reizen oder entzünden kann. Also wird man gut reinigen und danach die Salbe (Hämorrhoidalsalbe ohne Kortison) auftragen und bis nach innen verstreichen.

Ganzheitsmedizinisch wird es notwendig sein, den Druck im Bauch zu behandeln, indem man die Ernährung korrigiert, eine Verstopfung bereinigt, die Verhältnisse im Darm durch Bakterienzüchtung verbessert und eine kleine Fastenkur macht oder andere Dinge in dieser Art durchführt.

In schweren Fällen wird die Operation nicht erspart bleiben.

Hals-Entzündung *(siehe Angina, Grippe)*

Harnwegsinfekte *(siehe Blasenentzündungen)*

Haut-Erkrankungen *(siehe auch Akne, Allergie, Ekzem)*

Hauterkrankungen sind natürlich kein eigenes Krankheitsbild. Daher werde ich diese Sache hier nur sehr allgemein besprechen.

Die Haut ist im Prinzip ein Organ zwischen innen und außen

Im Prinzip ist die Haut ein Organ zwischen innen und außen. Daher werden mitunter auch Probleme eines Menschen, die er zwischen seiner Innenwelt und der Außenwelt hat, dort auf körperlicher Ebene in Erscheinung treten. So verhält es sich zum Beispiel bei Allergien, Akne oder »Pickeln«.

Vom ganzheitsmedizinischen Standpunkt gesehen, kommen die meisten Hautprobleme von Erkrankungen des Darmes. Häufig reinigt sich der Körper über die Haut, wenn im Darm die Vergiftung stattfindet.

Allergien auf der Haut (Ekzeme) treten gehäuft bei Leuten auf, die mit Protest auf ihre Außenwelt reagieren und sich immer ein wenig im Kampfzustand befinden. Es paßt ihnen dieses und jenes an anderen Menschen nicht, sie »reagieren empfindlich«. Obwohl man als Patient in so einer Situation natürlich die anderen verantwortlich macht, darf man nie vergessen, daß man selbst entscheidet, ob man mit Gereiztheit und Protest der Außenwelt gegenüber reagiert oder nicht. Ich habe schon manches Ekzem verschwinden gesehen, nachdem der Betroffene in seinem Verhältnis zu anderen Menschen (oder zu einer bestimmten Person) einen Schwenk zum Guten hin gemacht hat. Aber allergische Reaktionen auf der Haut entstehen wiederum gern dann, wenn im Darm falsche Bakterien wachsen und Pilze dort sind.

In der Regel werden Hauterkrankungen also im Darm gemacht. Das bedeutet, daß der erste Ansatzpunkt zur Therapie im Darm zu finden ist. Das heißt: Hautkrankheit vorhanden – Darm behandeln! (Alles übrige: siehe Stichworte Akne, Allergie, Ekzem etc.)

Bei Hautproblemen ist immer der Darm zu behandeln

Heiserkeit

Wenn man nach einer Grippe oder im Rahmen einer Infektion heiser ist, gehört das einfach dazu.

Sollte jedoch die Heiserkeit anhalten, muß man prüfen, ob bei Behandlung der Grippe nicht das Immunsystem so unterdrückt wurde, daß sie nicht wirklich ausgeheilt ist, sondern nur die Symptome gekappt wurden und der Infekt noch immer sozusagen »unter der Oberfläche« weiter vorhanden ist. Und das kann alle möglichen Erscheinungen – zum Beispiel auch Heiserkeit – zur Folge haben. In diesem Fall muß man eine Basisregeneration machen, damit das Immunsystem wieder in der Lage ist, die Krankheit vollständig zu beenden.

Bei anhaltender Heiserkeit sollte man zum HNO-Arzt gehen

Sollte die Heiserkeit ohne Infekt auftreten oder sich nicht legen, muß man sehr bald den Hals-Nasen-Ohren-Facharzt aufsuchen, denn es kann etwas Schlimmeres dahinterstecken.

Ist das alles nicht der Fall, muß man daran denken, daß auch unterschwellige Allergien oder Unverträglichkeiten eine trockene Reizung der Schleimhäute ausüben können! Beispielsweise können Klimaanlagen, Rauch, Staub, Gifte in der Luft die Auslöser sein.

Herz-Erkrankungen, Herz-Beschwerden

Natürlich gibt es medizinisch gesehen sehr viele unterschiedliche Herzerkrankungen. Aber in diesem Buch gehe ich eher vom Blickpunkt des Patienten an die Dinge heran: der Leser soll nach der Lektüre eines Kapitels die Krankheit besser verstehen, selbst in der »Diagnose« ein Stück weiterkommen, vielleicht sogar weniger Beschwerden oder weniger Sorgen haben, weil er die Zusammenhänge, Ursachen und Wirkungen deutlicher sieht.

Mit Herzbeschwerden und Atemnot immer gleich zum Arzt

Zuallererst sollte man bei Herzbeschwerden oder Atemnot immer den Arzt aufsuchen! Er wird die nötigen Schritte einleiten, um herauszufinden, ob Gefahr besteht. Es ist sehr wichtig zu wissen, daß es zwar typische Herzbeschwerden gibt, wie Atemnot bei Anstrengung, Brennen über der Brust in den linken

Arm ziehend etc., aber die echten Herzbeschwerden können auch maskiert sein und als unklare Bauch-, Rücken- oder Schulterschmerzen auftreten! Also Achtung – eine nur »ungefähre Diagnose« kann lebensbedrohlich sein! Jedenfalls gilt auch hier: Mit akuten Problemen zum Schulmediziner, mit chronisch anhaltenden Beschwerden zum Ganzheitsmediziner.

Unechte Herzbeschwerden

Jüngere Menschen leiden entweder an Herzrasen, Herz-Rhythmus-Störungen oder an undefinierten Herzschmerzen und damit verbundener Angst. Das Problem dieser Patienten liegt meistens darin, daß der Arzt nach genauen Untersuchungen sagt: »Sie sind gesund« oder ähnliches, was dem Betroffenen aber überhaupt nicht weiterhilft.

Wenn also keine medizinisch faßbare Erkrankung vorliegt, muß eine Alternative her. Fast immer trifft dann eine von folgenden Möglichkeiten zu:

1. Es kommt von der Wirbelsäule oder
2. man hat in der Lebensführung etwas gravierend falsch gemacht, so daß die Beschwerden aufgetreten sind.

Im ersten Fall suchen Sie einen Therapeuten auf, der mit den Händen die Wirbelsäule gut diagnostizieren und behandeln kann. Leider können das nur wenige Ärzte (in diesem Fall wäre es ein Orthopäde, den man suchen muß). Meistens ist man mit einem guten Masseur besser beraten, weil dieser gewöhnt ist, mit den Händen den Patienten anzugreifen. (Siehe auch Stichwort »Wirbelsäulen-Beschwerden«).

Im zweiten Fall – der falschen Lebensführung als Ursache – hat oft ausgiebiger Zuckerkonsum zu einer Entleerung des Organismus an Mineralien geführt. Es

Die Wirbelsäule oder falsche Lebensführung sind oft Ursachen für Herzrasen, Herz-Rhythmus-Störungen oder Herzschmerzen

111

treten Herzbeschwerden auf, zumeist sind es Unregelmäßigkeiten des Herzschlages. Häufig wird auch zu viel Kaffee getrunken, was zu einem ständigen »Push« führte, so daß etwas überreizt wurde und jetzt nicht mehr einklickt. Oft sind auch noch weitere Symptome vorhanden, wie Müdigkeit, Nervosität oder andere Mißempfindungen. Die Therapie ist eine Basisregeneration – wie an anderer Stelle ausführlich beschrieben.

Herzbeschwerden sind häufig mit Angst verbunden

Die Patienten müssen sich unbedingt darüber klar werden, daß sie keine Angst haben müssen. Sie haben nur deshalb Angst bekommen, weil Herzempfindungen sowieso mit Angst verbunden sind, weil dann der Arzt nichts finden konnte, was weiter beunruhigend war, und schließlich weil sie leider im Normalfall über längere Zeit mit dem Problem alleingelassen wurden. Und jetzt können die Betroffenen nicht glauben, daß es so simpel ist und die Beschwerden auf so einfache Art tatsächlich verschwinden können. Aber glauben Sie mir, es ist so simpel!

Herzbeschwerden bei älteren Menschen

Natürlich können ältere Leute ebenfalls unter den oben beschriebenen Beschwerden leiden, häufig aber haben sich schon andere Mechanismen breitgemacht und meistens sind auch medizinisch erfaßbare Erkrankungen vorhanden (echte Herzkrankheiten).

Da in der Mehrzahl dieser Fälle auch die allgemeine Gesundheit bergab gegangen ist und zu den Beschwerden beiträgt, kann man fast immer eine Basisregeneration machen und wird dadurch merkliche, anhaltende Verbesserungen erzielen (weil der ganze Organismus in einen besseren Zustand kommt). Wenn die Herzerkrankung nicht zu weit fortgeschritten ist, ist es sogar möglich, daß die Beschwerden völlig verschwinden. Man kann zwar nicht damit rechnen, daß der Patient jetzt gesund ist, aber die Gesundheit hat sich so gesteigert, daß die Krankheit unter die Oberfläche geraten ist. In diesem Stadium ist es aber ganz besonders wichtig, sich nicht mit diesem Erfolg zu begnügen – es war ja nur die »Therapie vor der Therapie« –, sondern jetzt muß die Krankheit selbst behandelt werden. Das ist von Fall zu Fall unterschiedlich und kann hier deshalb nicht abgehandelt werden. Meistens liegt eine Anschoppung oder eine Arteriosklerose vor – dazu lesen sie bitte die Kapitel »Arteriosklerose« und »Blutdruck, hoher«.

Oft sind schulmedizinische Medikamente notwendig, weil die Zustände nicht rechtzeitig behandelt wurden und schon zu weit fortgeschritten sind. Speziell ältere Menschen werden Medikamente nehmen müssen und man wird sich mit einer allgemeinen Verbesserung begnügen, weil das mit wenig Mühe für den Patienten verbunden ist.

Jedenfalls muß ich betonen, daß man bei allen Arten von Herzerkrankungen gute Erfolge mit zusätzlicher Alternativmedizin erzielen kann. Eigentlich ist das ja gar keine Alternativmedizin, sondern Medizin, wie sie sein sollte, denn zum einen bestand die bisherige Therapie nur aus Chemie, zum anderen hat keine tatsächliche medizinische Behandlung der Ursachen stattgefunden.

Bei allen Herzerkrankungen gibt es gute Erfolge mit zusätzlicher Naturmedizin

Zum Abschluß muß ich noch erwähnen, daß alle möglichen anderen Dinge ebenfalls zu Herzbeschwerden führen können, zum Beispiel Darmprobleme, Blähungen etc. Aber das gehört zu einer ganzheitlichen Diagnoseführung, bezogen auf jeden einzelnen Fall.

Heuschnupfen (siehe Allergien)

Auch bei akuten Allergien muß man nicht immer gleich zum Kortison greifen

Häufig ist man auf Pollen, Tierhaare, Hausstaubmilben etc. allergisch. Man weiß es zumeist als Patient ohnehin, aber eine schulmedizinische Austestung schafft mehr Klarheit. Im akuten Stadium würde ich dennoch nicht gleich mit Kortison und derartig starken Medikamenten auffahren, außer wenn der Zustand untragbar ist. Bisweilen helfen auch Homöopathie (Kombinationsmittel, Formica, Luffa etc.), Akupunktur, Bachblüten-Notfalls-Tropfen oder Bioresonanztherapie.

Will man der Krankheit richtig zuleibe rücken, das heißt die Ursachen behandeln, ist man gut beraten, das nicht in der Saison der Allergie (zum Beispiel bei Pollenflug) zu machen, sondern eine ruhige Zeit abzuwarten.

Die Therapie sollte sich dann in zwei Abschnitte teilen. Der erste Schritt muß eine Art Basisregeneration sein, weil ja meist das Immunsystem und die generellen Verhältnisse ebenfalls abgeglitten sind, so daß die Krankheit auftreten oder sich breitmachen konnte. Ein verbessertes Immunsystem und bessere grundsätzliche Verhältnisse bilden dann die Basis für gute Heilmöglichkeiten. Keinesfalls darf man die Darmflora außer Acht lassen. Das ist ein wichtiger, bei der Behandlung von Allergien leider oft vergessener Punkt.

Bei einer Heuschnupfen-Therapie sollte die Darmflora nicht vergessen werden

Erst jetzt kommt der zweite Schritt: Die spezifische Anti-Allergie-Therapie: Allergostop nach Theurer, Symbioflor-Antigen, Bioresonanz-Therapie sind solche funktionierende Methoden. Von anderen Arten der Eigenblut-Behandlung, aber auch von der Urin-Therapie werden Erfolge berichtet. Die Desensibili-

114

sierung (Hyposensibilisierung) funktioniert meist nur, wenn man lediglich auf ein bis zwei Dinge allergisch reagiert.

Hormonstörungen

Dieses Kapitel betrifft hauptsächlich Frauen. Hormonstörungen können vielfältige Symptome haben. Es ist nicht leicht, hier generelle Ratschläge zu geben, weil bei jeder Patientin sowohl Umstände als auch Therapie unterschiedlich sind.

Das Hormonsystem ist bei weitem noch nicht erforscht. Ja man kann sogar sagen, es ist die größte Lücke in der derzeitigen Medizin. Mit den rasch verordneten »Hormontherapien« macht man – nach meiner Ansicht – allzu leichtfertig Eingriffe in ein System, das man in seiner Gesamtheit nicht versteht.

Seit man die Frischzellentherapie verboten hat, sind uns die Hände ziemlich gebunden. Das dient zwar der Pharma-Industrie, nicht aber den Patienten. Durch den sinnvollen Einsatz von Frischzellen konnte man die körpereigenen Schwächen des Hormonsystems ausmerzen und in Ordnung bringen, ohne den Fehler im System genau kennen zu müssen.

Hormonstörungen bei jungen Frauen

Manche junge Frau hat von Anfang an Hormonstörungen: Von Beginn an kommt die Regel gar nicht, selten oder unregelmäßig. Abhilfe ist nicht der Ersatz des körpereigenen Mangels durch künstliche Hormone, denn so wird dieses Manko nur kurz überspielt, aber keineswegs behoben. Also bleibt von ganzheitsmedizinischer Seite nur ein generelles Mobilisieren

Künstliche Hormone überspielen das Problem

115

der Körpervorgänge, mit der Hoffnung, daß auch die Hormonorgane aktiviert werden, was auch meistens relativ gut gelingt (Basisregeneration, kleine Eigenblut-Injektionen, Ozon, Sport etc.)

Wenn noch andere Symptome da sind wie Müdigkeit, niedriger Blutdruck etc., dann sollte immer zuerst eine Basisregeneration gemacht werden. Danach helfen gute Einzelmittel-Homöopathie, chinesische Akupunktur oder Akupunkt-Massagen und energetische Massagemethoden.

Hormonstörungen nach Einnahme der Pille

Wenn man eine Weile die Pille genommen hat, kann es sein, daß das Hormonsystem nicht mehr auf Trab kommt, weil es das gar nicht mehr gewöhnt ist. Im Grunde ist in diesem Fall das Vorgehen das gleiche wie vorhin beschrieben.

Das Klimakterium (»Wechsel«)

Gesunde Frauen haben weniger Wechsel-beschwerden

Der Wechsel ist die zweite große Umstellung im Hormonsystem der Frau. Bei Frauen, deren Gesundheit generell bereits untergraben ist, werden die Wechselbeschwerden deshalb schwerer sein als bei jenen, die ihre Gesundheit gepflegt haben. Die Basisregeneration hilft in diesen Fällen immer zu einem guten Teil. Auf diese »Therapie vor der Therapie« aufgepfropft helfen aus der »alternativmedizinischen Küche«: Einzelmittel-Homöopathie (zum echten Homöopathen gehen), Komplexmittel-Homöopathie (einige Mittel aus der Apotheke probieren), Akupunktur (eher zu einem Chinesen gehen), Akupunkt- oder ähnliche energetische Massagen, Urin-Therapie (nicht jedermanns Sache), auch Kräuter und Tees. Wenn man Gelegenheit hat, echte Frischzellen zu bekommen

(Hypophyse, Ovar etc.), ist diese Behandlung sehr empfehlenswert.

Heute wird schon fast jede Patientin in dieser Phase auf Knochendichte untersucht und es wird daraufhin fast jeder Frau eine Hormontherapie verschrieben. In ähnlicher Weise hat die Pharma-Industrie schon andere »Marktlücken« durch geschicktes Marketing erschlossen. Es ist allerdings richtig, daß manche Frauen an Knochenschwund (Osteoporose) litten, der möglicherweise durch Hormongaben hätte angehalten werden können. Das heißt: Hormone haben oft tatsächlich etwas mit Osteoporose zu tun. Aber man muß verstehen, daß diese Untersuchungen bei Menschen unserer kränkelnden Zivilisation gemacht wurden, wo der Gesundheitszustand untergraben ist und wo Ernährung und Mineralienhaushalt schlecht sind.

Jedenfalls scheint es mir überspitzt, daß Frauen ab 50 bis zu ihrem Lebensende Hormone brauchen und daß man nur bei jenen Patientinnen, die Brustkrebs entwickeln, dann überstürzt diese Hormone absetzt. Ich glaube noch immer, daß ein gesunder Organismus im Prinzip nicht anders kann, als gesund zu sein (wenn er »gut gehalten« ist), und daß er dazu keine Dauermedikation braucht.

Ein gesunder Organismus benötigt keine Dauermedikation

Jede Frau muß wissen, was sie möchte. Manche Patientinnen haben derartig schlimme Probleme im Wechsel, daß es für sie sicher die bessere Lösung ist, Hormone einzunehmen. Manche Frauen werden schon früher zu diesem Kompromiß greifen, andere werden Hormone strikt ablehnen. Ich halte den gesundheitsgefährdenden Faktor der Hormone (als Medikament) für relativ gering. Die Entscheidung muß die Patientin treffen, indem sie diese und andere Informationen als Entscheidungshilfe benutzt.

117

Hörsturz, Ohrensausen

Das ist eine Erkrankung, bei der man plötzlich nichts mehr hört, stattdessen treten irgendwelche Ohrgeräusche oder Töne auf.

In den meisten Fällen sind die Beschwerden kreislaufbedingt, die Durchblutung des Innenohrs ist plötzlich zu gering. Im ersten Augenblick, gleich wenn man so etwas spürt, sollte man sofort den Kreislauf in Schwung bringen, indem man zum Beispiel aufspringt, sich gleich niederbeugt und Turnübungen macht oder schnell einen halben Liter Wasser trinkt. Möglicherweise kann dadurch die gestörte Durchblutung sofort behoben werden, so daß es nur eine ganz kurze, vorübergehende Störung war und sich alles sofort wieder rückbilden kann. Wenn diese Maßnahme nicht innerhalb von Minuten hilft, muß man möglichst bald in medizinische Behandlung gehen.

Beim ersten Anzeichen eines Hörsturzes sollte man sofort den Kreislauf in Schwung bringen

Inzwischen kennen Sie die Faustregel: Im akuten Fall zum Schulmediziner, bei chronischen Beschwerden zum Ganzheitsmediziner. Beim Hörsturz würde ich das nicht hundertprozentig gelten lassen. Mit einer sofortigen Ozon-Behandlung konnten die besten Resultate erzielt werden. Leider scheitert es zumeist daran, daß das nicht bekannt ist und diese Therapie auch nicht immer und überall gleich erhältlich ist. Aber auch die schulmedizinische Behandlung ist umso erfolgreicher, je früher sie eingesetzt wird. Wenn sie allerdings nicht gleich hilft, darf man nicht trödeln, sondern muß so bald wie möglich eine Ozon- oder Neural-Therapie, Akupunktur oder ähnliche Verfahren anwenden – die ich für geeigneter halte als die schulmedizinischen.

Sofortige Ozonbehandlung erzielt beste Resultate

Wenn die Sache chronisch geworden ist, läßt sie sich meist gar nicht mehr oder nur zu einem geringen

Prozentsatz aufheben. Gute Behandlungsmöglichkeiten sind Vitamine, Ozon-, Neural- und Chelat-Therapie, Akupunktur.
Häufig sind die Krankheitssymptome aber auch Zeichen einer fortschreitenden Arteriosklerose. Dann muß man gleich beginnen, auch diese rechtzeitig zu behandeln (siehe Kapitel »Arteriosklerose«, Seite 43).

Husten *(siehe Bronchitis)*

Hypertonie *(siehe Blutdruck, hoher)*

Hypotonie *(siehe Blutdruck, niedriger)*

Impfungen *(siehe auch Grippe-Impfung)*

Ich werde diese Frage nur allgemein beantworten. Einerseits deswegen, weil man jeden genauen medizinischen Rat immer nur auf den jeweiligen Fall beziehen kann und andererseits, weil der Patient immer in Eigenverantwortung handeln muß. Um das aber zu können, braucht er Informationen – hier sind die meinen zu diesem Thema.
Im Prinzip ist das Impfen das Einpflanzen einer chronischen Krankheit, um eine akute zu verhindern.
Wie schon mehrfach erwähnt, zielt die Schulmedizin auf die Behandlung akuter Erkrankungen ab und wird daher im Prinzip Impfungen sehr befürworten, weil die chronische Krankheit oder ein Impfschaden für sie nicht ins Gewicht fällt. Das liegt sozusagen in der

Impfung bedeutet das Einsetzen einer chronischen Krankheit, um eine akute zu verhindern

Die Meinungen über die Notwendigkeit des Impfens sind unterschiedlich

Natur der Sache – außerdem steht die Pharma-Industrie mit ihren Informationskampagnen dahinter.

Für uns Ganzheitsmediziner sind kleine chronische Krankheiten das Wichtigere, weil wir ständig damit zu tun haben. Von unserem Blickpunkt aus ist jemand umso kranker, je mehr chronische Krankheiten er hat.

Die Wahrheit liegt wohl in der Mitte. Wenn eine Krankheit sehr gefährlich ist, wie zum Beispiel Kinderlähmung oder »Zecken-Meningitis«, und wenn man Angst oder Befürchtungen hat, sollte man sich impfen lassen. Wenn eine Krankheit ungefährlich ist und ein gesundes Immunsystem normalerweise leicht damit fertig wird, zum Beispiel bei Kinderkrankheiten, sollte man den Organismus diese Krankheiten lieber besiegen lassen, anstatt das Immunsystem chronisch zu belasten. Aber manche Menschen leben in ständiger Angst, eine bestimmte Krankheit zu bekommen (und die Industrie fördert diese Angst), also ist es für diese Personen besser, durch eine Impfung vorzusorgen und dadurch beruhigt zu sein. Nach meiner Information ist zum Beispiel selbst in einem zeckenverseuchten Gebiet nur jede zehntausendste Zecke infiziert und daher gefährlich. Die Gefahr ist also geringer, als man glaubt.

Soll man bei geschwächtem Immunsystem impfen?

Bei einem geschwächtem Immunsystem sollte man sich nicht impfen lassen

Heute wird meist geimpft, ohne darauf Rücksicht zu nehmen, ob das Immunsystem dazu bereit ist. Viele Menschen, besonders Kinder, neigen zu Krankheiten und häufigen Infektionen. Das bedeutet, daß das Immunsystem geschwächt ist. In diesen Fällen sollte man nicht impfen, weil das viel eher in Impfschäden ausarten kann. Leider ist es fast immer umgekehrt, weil Ärzte meinen, daß mit dem Impfen das Immunsystem verbessert wird, ja man impft sogar zu dem Zweck, daß die Infektanfälligkeit zurückgeht. Das ist natürlich völlig verkehrt.

Zuerst muß das Immunsystem in Ordnung gebracht werden! (Siehe Stichworte Infektanfälligkeit, Infektanfälligkeit bei Kindern). Dadurch kann man schon einmal viel weniger Angst vor Krankheiten wie Grippe, Kinderkrankheiten etc. haben, weil der Organismus so ausgerüstet ist, daß er damit fertig wird. Erst dann soll man wählen, wogegen man sich impfen läßt (siehe oben)!

Es hat zum Beispiel wenig Sinn, sich gegen Grippe impfen zu lassen. Das Grippe-Virus ändert sich ständig, und immer wieder taucht ein neues auf. Wenn der Impfstoff gegen das eine Virus fertig ist, ist dieses längst verschwunden. Die Chance, daß man gegen das richtige Virus impft ist also sehr gering. Es ist wesentlich wertvoller, sein Immunsystem wieder regenerieren und stärken zu lassen. Patienten, die das gemacht haben, erzählen immer wieder, daß sie entweder die einzigen waren, die sich nicht angesteckt hatten (obwohl die ganze Familie krank war), oder daß die Krankheit kurz, schnell und ohne Probleme vorbeigegangen ist. Das gilt auch für ältere Leute, für die eine Grippe eine große Belastung sein kann. Ein gutes Immunsystem ist die beste Investition.

Ein gutes Immunsystem ist die beste Investition

Impfung bei Allergieanfälligkeit

Kinder (aber auch Erwachsene) neigen immer häufiger zu Allergien und sind infektanfällig. Das heißt, sie sind bereits chronisch krank. In diesem Stadium rate ich von Impfungen ab, weil ich gehäuft negative Effekte beobachten konnte:

1. Plötzlich mehr Allergie- und erhöhte Krankheitsbereitschaft.

2. Impfschäden im Sinn einer kleinen chronischen Krankheit, die derjenigen ähnlich ist, gegen die die Impfung wirken sollte.

Wie schon gesagt, Impfungen sind unterschwellige chronische Krankheiten. Wenn man aber bereits chronisch krank ist, kann »das Faß überlaufen« und alles wird sozusagen »überschwellig«. Impfschäden sind sehr schwer zu behandeln. Es sind ja gewollte Infektionen. Ich habe mehrfach erlebt, daß bedauernswerte Menschen von Institutionen als »Spinner« abgelehnt wurden und daß man ihnen mitteilte, es gebe keinerlei Beweise für einen tatsächlichen Impfschaden. Daher wurde das Leiden dieser Patienten auch nicht als Impfschaden registriert und weitergeleitet.

Also: Nicht zuviel impfen! Und wenn, dann nur, wenn die Gefahr groß ist (unter Berücksichtigung der persönlichen Sicht des Patienten), und vor allem nur dann, wenn das Immunsystem in Ordnung ist.

Impfschäden sind sehr schwer zu behandeln

Infekt-Anfälligkeit

Die Infektanfälligkeit ist ein typisches Zeichen für ein geschwächtes Immunsystem und herabgesetzte Gesundheit. Man muß immer bedenken, daß das Immunsystem aus zwei »Abteilungen« besteht:

1. Aus dem inneren Immunsystem des Organismus und
2. aus der Beschaffenheit der Bakterien (Symbionten).

Das innere Immunsystem bringt man am besten mit einer Basisregeneration in Ordnung – außer bei Kindern (siehe Infektanfälligkeit bei Kindern).

Bei der Aufforstung der Bakterien muß man beachten, wie lange und wie schwer ein schlechter Bakterienzustand bereits vorgeherrscht hat. Im allgemeinen genügt es bei Erwachsenen, Symbioflor I über einen Monat und Hylak forte über zwei Monate zu geben. Andere mögliche Präparate sind Omniflora oder Pro-symbioflor. Symbioflor I besiedelt mehr den oberen Trakt (Mund-Rachen-Nase etc.), wo der Infekt meist stattfindet.

Die Infekte können an verschiedenen Stellen stattfinden, chronisch werden oder immer wieder kommen. Im Grunde gilt das oben Beschriebene jedesmal als Grundsatztherapie. Oft genügt diese Behandlung ganz allein, um auch chronisch gewordene Erkrankungen, wie Nebenhöhlen-, Hals-, Mandel- oder Mittelohr-Entzündungen auszuheilen. Wenn der Zustand jedoch schon »alteingesessen« und sozusagen bereits zum »Normalzustand« geworden ist, genügt das nicht mehr, dann muß man zusätzlich Neuraltherapie, Akupunktur, Kräuterbehandlungen etc. machen. Das ist dann von Fall zu Fall verschieden und kann hier nicht besprochen werden.

Aber bitte vergessen Sie nie: Die am Beginn dieses Kapitels beschriebenen Maßnahmen sind die Grundlage, die »Therapie vor der Therapie«. Wenn man mit einer spezifischen Behandlung (Homöopathie, Akupunktur etc.) beginnt, ohne vorher die Selbstheilungskräfte zu mobilisieren, ist das wie der Versuch, auf sandigem Boden ein Haus zu bauen.

Die »Therapie vor der Therapie« ist der erste Schritt vor jeder spezifischen Behandlung

Infekt-Anfälligkeit bei Kindern

Auch hier gilt: das Immunsystem besteht aus den vorhin genannten beiden Bereichen.

Kindern wird man bei der Basisregeneration keine Injektionen geben, sondern nur die Ernährung so

*Striktes Zucker-
verbot, sonst
keine Gesundung*

umstellen, daß kein Zucker mehr konsumiert wird. Das ist im ersten Augenblick kein beliebtes Manöver bei den Kindern. Aber glauben Sie mir: Es gibt keine Gesundung, wenn der Zucker nicht eliminiert wird – das wäre ein völlig nutzloser Versuch!

So wie man Kinder zu übermäßigem Süßgeschmack erzogen hat, wird man sie wieder entwöhnen müssen, was zugegebenermaßen der weitaus schwierigere Weg ist. Eltern tun sich oft nicht leicht damit, die Kinder »umzuerziehen«. Ich persönlich habe kaum Schwierigkeiten damit. Ich wende folgenden Trick an. Ich sage: «Keinen Zucker, keine Süßigkeiten für vier Wochen (oder sechs Wochen).« Ich erkläre den Kindern, was das bedeutet und wozu es notwendig ist. Sobald diese begrenzte Zeit akzeptiert wurde, lasse ich mir einen Handschlag darauf geben. Es gibt nichts, worauf Sie sich mehr verlassen können, als auf das Ehrenwort eines Kindes.

*Wenn man
längere Zeit auf
Süßigkeiten
verzichtet,
schmecken sie
ohnehin
nicht mehr*

Nach der abgelaufenen Zeit schmeckt den Kindern der Zucker und das Süße ohnehin nicht mehr. Oft sind sie begeisterte Zucker-Verweigerer geworden. Danach vereinbart man, daß Süßes jetzt einmal pro Woche (oder je nach Situation) erlaubt ist. Alles kein Problem, speziell wenn die Eltern mitmachen. Man darf jedoch nicht in den Fehler verfallen, die Verantwortung über »Zucker, ja oder nein« den Eltern zu übertragen! – Nein, diese Verantwortung muß man in die Hände der Kinder legen, eventuell sogar als Spiel, dann geht es besser als bei jedem Erwachsenen.

Als zweiten Baustein gebe ich Kinder-Vitamine nach einer bestimmten Formel, die es bei uns leider nicht im Handel gibt. Ich lasse sie speziell anfertigen.

Um die Bakterienflora aufzuforsten, gebe ich Kindern meistens Symbioflor I. Man muß es oft bis zu sechs

Wochen geben, manchmal sogar länger, dann aber mit Unterbrechungen.

Mit diesen simplen Maßnahmen ist so ziemlich jede Infektanfälligkeit weg und die Kinder haben eine Chance, gesund aufzuwachsen. Sie müssen dann nicht an den Mandeln oder am Blinddarm operiert werden (weil die Bakterien stimmen). Und sie werden ein gesünderes Empfinden entwickeln, welche Nahrungsmittel für sie gut sind und welche nicht. Sie werden lebendiger und wesentlich weniger mißmutig sein und in späterer Folge weniger zu Drogen tendieren.

Krampfadern

Krampfadern sind Venen, die ausgeweitet sind.

Normalerweise haben Venen eine gewisse Größe und eine gewisse Wandstärke, damit das Blut darin anstandslos nach oben, in Richtung zum Herzen transportiert werden kann. Krampfadern kommen hauptsächlich an den Beinen vor, weil dort der Druck am größten ist. Je weiter unten, desto mehr Blutsäule lastet darauf und desto mehr Gegendruck muß überwunden werden, damit das Blut trotzdem nach oben weitertransportiert werden kann.

Sitzen, wenig Sport, zu dickes Blut, Mineralien- und Vitaminmangel fördern das Entstehen von Krampfadern. Sport und gute Ernährung hingegen fördern starke Venenwände und anstandsloses Transportieren des Blutes.

Dickes Blut, Sitzen, Mineral- und Vitaminmangel fördern Krampfadern

Wenn einmal eine Krampfader entstanden ist, kann sie kaum mehr zu einer gesunden Vene zurückverwandelt werden. Innerhalb der Venen gibt es nämlich

125

sogenannte Klappen – das sind kleine Ventile, die zwar das Blut in Richtung Herz durchlassen, den Rückfluß jedoch verhindern. Wenn eine Vene dicker wird, schließen diese Ventile nicht mehr dicht, es beginnt der Rückstau. Durch die nun vermehrte Last kann die nächste Klappe auch nicht schließen und im Nu sind alle Klappen der ganzen Vene »außer Gefecht«. Jetzt dehnt sich die Vene aus und wird zur dicken Krampfader.

Bei Krampfadern besteht die Gefahr von Blutgerinnseln

Die Krampfader ist nicht nur ein kosmetisches Problem, sondern auch ein medizinisches. Weil das Blut nicht richtig zurückfließt, bleibt es stehen, möglicherweise entsteht ein Blutgerinnsel. Diese Venen-Thrombose verstopft die Vene gänzlich und kann schließlich zu einer Venen-Entzündung führen.

Durch die Thrombose wird die Vene kaputt. Das ist nicht ganz so schlimm, weil andere Venen die Arbeit übernehmen können und auch werden. Aber diese Blutgerinnsel können verschleppt werden und auf diese Art sogar in die Lunge gelangen, was gefährlich ist. Deshalb stellt eine Krampfader eine gewisse Gefahr dar und sollte beizeiten behandelt werden, das heißt veröden oder herausoperieren.

Es gibt Fachleute, die in einem Bein, das von einem Geflecht von überlasteten Venen gepeinigt wird, genau jene Vene herausfinden können, die operiert werden muß, damit die anderen nicht mehr an Überlastung leiden.

Die natürlichste Art der Verödung geschieht durch eine Kochsalzlösung

Heute werden Venen mittels Giften verödet, weil das von der Pharma-Industrie angeboten wird. Die natürlichste und komplikationsloseste Art der Verödung geschieht jedoch durch eine Kochsalzlösung. Diese Methode ist so natürlich, daß man sich vor Nachfolge-Entzündungen nicht fürchten muß, weil der

Organismus nur das künstliche Verödungs(gift)mittel durch eine Entzündung bekämpft.

Krebs

Bei keiner Erkrankung wird die medizinisch-pharma-zeutisch-industrielle Maschinerie so augenfällig, wie bei der Behandlung der Krebskranken.
Hunderte Milliarden Dollar werden jährlich durch Krebs-Therapien eingespielt, die unter dem Strich fast überhaupt keine Lebensverlängerung bringen, son-dern – leider ganz im Gegenteil – eine starke Bela-stung und herabgesetzte Lebensqualität des Erkrank-ten.
Auch ich habe viele Jahre gebraucht, um all das Schön-Gerede und wissenschaftliche Getue abzu-streifen, so daß die nackten Tatsachen übrig geblieben und ans Tageslicht gekommen sind: Die heutige schulmedizinische »Krebs-Therapie-Maschine« dient nicht wirklich den Patienten, sondern jemand ande-rem.

»Krebs-Therapie-Maschine« dient nicht dem Patienten

Wieder ist es mir wichtig zu betonen, daß Ärzte nicht die bösen Buben sind – sie sind die Verblendeten und die Werkzeuge.
Leider werden die Krebspatienten zu Horden unter dem Deckmantel »wissenschaftlicher Notwendigkeit« in diese Maschinerie hineingetrieben und »verarbeitet«, um dann am Ende in einem Zustand ausgespuckt zu werden, in dem absolut keine Therapie mehr greift.
Nach schulmedizinischen wissenschaftlichen Unter-suchungen, die natürlich nicht verbreitet werden, gibt es keinen Beweis dafür, daß man mit Chemotherapie länger lebt als ohne jede Behandlung. Der einzige

Unterschied wäre dann nur, daß eben die Chemo nicht gemacht wurde. Jene Therapie nämlich, die wir alle gemeinsam bezahlen, und wo das Geld automatisch (durch unser Sozialsystem) vom Volk durch die Regierung an die Pharma-Industrie abgeliefert wird.

Obwohl es freie Arztwahl gibt und der Patient rechtlich über seine Therapieart entscheiden kann, wird ihm nur diese eine Therapie bezahlt und keine andere, die er wählen würde! Und es gibt andere Behandlungsmöglichkeiten!

Aber Achtung: Wie in jedem Fall, so ist es auch hier: Jede Therapie hat ihre Berechtigung und für jeden Patienten, für jeden einzelnen Fall sollte die jeweils sinnvollste und vielversprechendste Behandlungs-Abfolge zusammengestellt werden! Eine »Maschinerie« wie sie heute existiert, ist daher medizinisch gesehen sowieso falsch.

Diagnose Krebs

Wenn Sie in der unglücklichen Lage sind, eine Krebs-Erkrankung zu bekommen, sollten Sie gleich am Anfang zu einem Arzt gehen, der mehr als nur die schulmedizinische Routine kennt. Lassen Sie sich informieren, welche Behandlungsmöglichkeiten es gibt und wie die Chancen mit diesen Therapien stehen.

Beschaffen Sie sich möglichst viele Informationen

Lassen Sie sich von Erklärungen, daß die eine oder andere Methode unbedingt »gemacht werden muß« nicht überreden, bedrohen oder überfahren, wie es die Schulmediziner heute leider tun dürfen (was aber ungesetzlich ist!).

Man darf auch niemals den besonders wichtigen Umstand übersehen, daß der Patient selbst sehr, sehr viel zu seiner Genesung oder Nicht-Genesung beiträgt. Wenn jemandem also eine bestimmte Therapie sehr zusagt, wird er als Patient so viel persönliches Engagement hineinlegen, daß die Behandlung auch entsprechend erfolgreich sein wird. Das gilt für schulmedizinische Verfahren genauso wie für alle anderen Methoden.

Wie bei jeder anderen Krankheit lautet auch hier der Grundsatz: Schulmedizin für akute Zustände, Ganzheitsmedizin für die chronische Seite der Erkrankung. Krebs hat tatsächlich diese beiden Seiten. Einerseits gibt es einen Tumor (= Geschwulst, Gewächs, Schwellung) und andererseits gibt es den Organismus, der den Krebs zugelassen oder sogar herbeigeführt hat. Ersteres gehört rasch behandelt (zum Beispiel Operation, Akutmedizin), letzteres muß aber den natürlichen Gesetzen des Organismus konform repariert werden!

Schulmedizin für akute Zustände – Ganzheitsmedizin für die chronische Seite der Erkrankung

Der springende Punkt bei der Entscheidung über die eigene Therapie liegt darin, ob man es dem eigenen Immunsystem anvertraut, den Krebs zu besiegen oder zumindest in Schach zu halten, oder ob man es dem Organismus ein für allemal aus der Hand nimmt und es der ärztlichen, das heißt meistens der chemischen Therapie überläßt, ob sie wirkt oder nicht.

Schulmedizinische Verfahren

Operation

Die Operation ist meistens eine notwendige Sache. Wenn der Operateur es schafft, den gesamten Krebs zu entfernen, hat man sehr viel Glück gehabt und muß nur mehr den Organismus allgemein wieder in Ordnung bringen, zum Beispiel mit einer Basisregeneration oder ähnlichen Maßnahmen.

Sollte es nicht möglich sein, alles zu entfernen, bringt es dem Organismus dennoch große Erleichterung,

Eine Operation ist meist sinnvoll

wenn möglichst viel Tumor-Masse entfernt wurde. Also auch dann ist die Operation sinnvoll. Im Anschluß daran eine gute biologische Therapie zu machen, bringt oft den Körper in die Lage, den restlichen Krebs unter Kontrolle zu halten, oder ihn sogar selbst zu eliminieren (durch das wiederhergestellte Immunsystem).

Bei alten Leuten zum Beispiel würde man von einer Operation absehen, wenn man ohnehin nicht alles entfernen kann, weil dieser Eingriff für den Körper zu belastend wäre. Sie sehen also, man muß jeden einzelnen Fall abschätzen und bewerten.

Einen kleinen Krebs kann man auch mit einer guten biologischen, naturmedizinischen, ganzheitlichen Therapie wegbekommen. Ich muß Ihnen das sagen, weil es stimmt. Aber es trifft nur auf Patienten zu, die diese Behandlung mit voller Überzeugung und von sich aus tun wollen und entsprechend »mitarbeiten«.

Chemotherapie

Ein kranker Organismus wird durch zusätzliche Vergiftung nicht gesund

Kein kranker Organismus wird dadurch gesund, daß man ihn zusätzlich vergiftet. Nur sehr selten kann man annehmen, daß eine Chemotherapie einen Krebs ausgemerzt hat, aber man kann es ohnehin nie beweisen, denn die Chemotherapie folgt einer Operation. Man weiß nicht, ob nicht doch der Chirurg alles erwischt hat, und es daher gar nicht die folgende Chemo war, die die Heilung herbeigeführt hat. Aber wenn auch Chemotherapie in einzelnen Fällen von »üblichem« Krebs hilft, wird diese Tatsache dennoch dadurch beschwert und überschattet, daß in den meisten Fällen die Chemo viel mehr Belastung als erfolgreiche Behandlung ist.

Nach meiner bisherigen Erfahrung würde ich eine Chemotherapie nur dann in Erwägung ziehen, wenn

130

der Krebs wächst und wächst und keine andere Therapie hilft. Sozusagen als Notmaßnahme, als Akutmaßnahme, als letzte Chance.

Zur Geschichte der Chemo-Therapie

Ein paar Worte zur Geschichte: Man muß wissen, daß
sich die Chemotherapie aus der chemischen Kriegsindustrie entwickelt hat. Man hat bemerkt, daß mit
diesen Giften die weißen Blutkörperchen absterben
und sich keine neuen bilden. Das blutbildende
System wurde ruiniert. Es wird berichtet, daß Mobil
Oil (wegen des Kautschuks) ein Bündnis mit der nazi-
deutschen Kriegsindustrie geschlossen hat, so daß
nach dem Krieg alle jene Patente in eine Tochter-
gesellschaft der Ölindustrie gekommen sind. Man hat
schon vor dem Krieg durch diese Geschäftsverbin-
dung an Kranken experimentiert und festgestellt, daß
natürlich auch bei Leukämie-Patienten (die an einer
krankhaften Vermehrung der Blutkörperchen leiden)
das blutbildende System durch diese Gifte (Senfgas)
ruiniert wurde. Die Zahl der Blutkörperchen sank rapi-
de, man freute sich sehr und ließ den großartigen wissenschaftlichen Durchbruch durch die Presse groß
verbreiten. Der Patient verstarb natürlich bald. (Ref.:
»The Cancer Industry«, Ralf W. Moss).

Mit diesem »Erfolg« und seiner medialen Verbreitung
wurde das Kapitel »Neue Hoffnung in der Krebs-
Therapie« eröffnet. Und somit erweckt man – seit 50
Jahren – alle paar Wochen den Eindruck, daß man
jetzt nahe daran sei, den Kampf gegen den Krebs endgültig zu gewinnen (man braucht nur zu spenden).

Tatsache ist, die Chemotherapie hat sich in der Folge
nur bei Leukämie und ähnlichen »krebsartigen« Krankheiten des blutbildenden Systems (zum Beispiel

Die Chemothera-
pie wurde aus der
chemischen
Kriegsindustrie
entwickelt

*Die Chemo-
therapie ist nur
bei Leukämie und
ähnlichen Krank-
heiten erfolgreich*

Lymph-Krebs) als wirksam herausgestellt. Leider hat sich die Hoffnung nicht bewahrheitet, daß das auch für die normalen, die sogenannten »epithelialen« Tumore gilt. Unter »Krebs« versteht man aber üblicherweise die letzteren.

Chemotherapie – heute
Eigentlich hat sich im Vergleich zu damals nicht viel verändert. Es stehen große industrielle Interessen dahinter und die Chemotherapie hat nur bei vier bis fünf seltenen Krebsarten eine so positive Wirkung, daß man damit echte Heilungsaussichten hat. Das gilt wie gesagt für bestimmte Arten von Leukämie, für eine gewisse Art von Lymph-Krebs, eine Art von Hoden-Krebs und für den Wilms-Tumor (Fall »Olivia«). Alle anderen Krebs-Arten (das heißt also 95 %) sind sehr resistent gegenüber einer Chemotherapie. In der Regel spricht Chemo nur bei jedem fünften Krebsfall an, das bedeutet, daß der Krebs in vier von fünf Fällen nicht einmal darauf reagiert. Wenn er jedoch reagiert (also ca. in einem von fünf Fällen), verliert die Chemo zumeist nach der dritten oder vierten Behandlung ihre anfängliche Wirkung, danach hört die Wirkung auf. In den Fällen, wo die Chemotherapie anspricht, kann man den Krebs daher auch nur eine gewisse Zeitspanne verkleinern oder aufhalten. Danach wird er wieder wachsen, leider oft sogar etwas rascher als vorher.
Mit anderen Worten: Bei ca. 20 % hilft die Chemotherapie, aber nur auf kurze Zeit. Vermutlich würde ein Kranker eine Therapie mit dieser Erfolgsrate von sich aus nicht wählen.
Daher wird es verständlich, daß man so eine Therapie nur dadurch aufrecht erhalten kann, indem man die-

se Dinge nicht an die Öffentlichkeit kommen läßt, dem Patienten nicht die Wahrheit sagt, ihm Heilung verspricht (falsches Heilversprechen), ständig durch medizinische Zeitschriften Lobeshymnen verbreitet, andere Therapien (beziehungsweise Patente) entweder aufkauft oder durch Medienkampagnen vernichten läßt und – nicht zuletzt – andere dafür bezahlen läßt (denn der Patient würde diese Therapie nicht kaufen, wenn man ihn tatsächlich aufklären würde, wie es das Gesetz eigentlich vorschreibt). Ich will die Chemotherapie hier keineswegs verteufeln, aber sie soll zweifellos zu jener Größe zurechtgestutzt werden, die ihr zukommt. Sie bringt nur in manchen Fällen mehr Nutzen als Schaden.

Radioaktive Bestrahlung

Damit kann man zweifellos Gewebe vernichten – also kann man auf diese Weise auch Krebsgewebe vernichten. Wenn dabei alles erwischt wird, hat man Glück gehabt. Ich kenne solche Fälle. Bestrahlung hat immer dann einen Sinn, wenn man sicher ist, daß der Krebs sich an einem bestimmten Ort befindet und sonst nirgends. Oder man macht die Bestrahlung nicht zum Zwecke der Heilung, sondern nur um Schmerzen zu lindern, indem man den Tumor verkleinert. In diesen beiden Fällen ist diese Therapie zweckmäßig.

Eine Bestrahlung ist punktuell sinnvoll

Andere schulmedizinische Therapien

Sonst gibt es nur noch seltenere Therapie-Methoden der Schulmedizin, wie zum Beispiel Interferon, Interleukine etc. Das sind ursprünglich Botenstoffe des Organismus, die Meldungen innerhalb des Immunsystems transportieren.

133

Leider läßt sich auch hier die Medizin von der Pharma-Industrie leiten, die nur dann etwas vorwärtstreibt, wenn es patentierbar ist und sich damit ein Geschäft machen läßt. Mit anderen Worten: Eine künstliche beziehungsweise eine neue Sache kann man patentieren. Handelt es sich aber um eine natürliche Substanz, ist sie nicht patentierbar – weil sie ja »schon da ist«. Ein Beispiel: Sollte sich also im Laufe von Forschungen herausstellen, daß ein natürlicher Stoff zur Krebsheilung beiträgt beziehungsweise sich damit etwas machen läßt, ist diese Substanz für die Pharma-Industrie uninteressant, ja möglicherweise sogar geschäftsschädigend. In diesem Fall würde man so lange an der natürlichen Substanz herumtüfteln, bis man etwas erzeugt hat, das chemisch so verändert wurde, daß man es zum Patent anmelden und dadurch geschäftlich ausnutzen kann. Möglicherweise wirkt dieses veränderte Mittel dann nicht mehr so wie die ursprüngliche natürliche Substanz, aber das ist immer noch besser, als kein Patent zu haben (aus der Sicht der Industrie).

Die Pharma-Industrie macht keinen Gewinn mit »natürlichen Substanzen«, ein Präparat muß patentierbar sein

Jedenfalls gibt es eine ganze Reihe von Impfstoffen gegen Krebs, die ausgezeichnete Resultate vorweisen, aber diese Dinge sind nicht pharmazeutischer, sondern medizinischer Natur. Das heißt, der Arzt nimmt Blut ab und macht etwas damit etc. Mit anderen Worten: Er arbeitet medizinisch. So sind jene Interleukine und Interferone entstanden, im verzweifelten Bemühen der Industrie, ein patentierbares, für alle Patienten gültiges Standardprodukt zu machen, das man in größtem Rahmen vertreiben kann. Dagegen werden medizinische Verfahren nicht vorangetrieben, sondern ganz im Gegenteil von der Industrie bekämpft, die darin lediglich die Konkurrenz sieht (I.A.T).

Ich schildere Ihnen das nicht, um Sie zu erschrecken, sondern nur, damit man die ganze Szene besser versteht. Die Welt ist wie sie ist, und es gibt keinen Schiedsrichter. Daher gewinnt der, dem es gelingt, seine eigenen Pläne durchzusetzen und die anderen Interessen zu zerstören.

Ärzte würden – nach meiner Meinung – anders denken und anders handeln, wenn sie nicht vor diesem Hintergrund ausgebildet wären und wenn sie nicht unter ständigem pharmazeutischen Einfluß stünden. Schulmedizin wäre dann Medizin und nicht nur »erweiterte Pharmakunde«.

Ganzheitsmedizinische Verfahren

Es gibt nur wenige Krebserkrankungen, die nicht auf einem geschädigten Immunsystem beruhen. Daher muß zuerst (wieder einmal) so etwas wie eine »Therapie vor der Therapie« gemacht werden. Der erste Schritt muß es sein, den Organismus auf Vordermann zu bringen – jenen Organismus, der den Krebs zugelassen oder produziert hat.

Krebs beruht auf einem geschädigten Immunsystem

Meistens wird eine ganzheitliche Therapie (berechtigterweise) nach einer Krebsoperation durchgeführt. Sie dient dazu, den Allgemeinzustand wiederherzustellen und die auslösenden Kräfte, die zum Krebs geführt haben, wegzunehmen. Man sollte das keineswegs geringschätzen, sondern unbedingt machen!

Wenn die Operation gut gelungen ist, so ist das die einzig wirklich gute Chance, den Krebs los zu sein. Leider ist das häufig nicht der Fall.

Und jetzt scheiden sich die Geister: Soll man tatsächlich – so wie es fast jedem Krebspatienten schulmedizinischerseits empfohlen wird – eine Chemotherapie »aufbrummen«? Nach meiner Meinung nicht.

Sollten Krebszellen von der Operation übriggeblieben sein, sind die Chancen schlecht, daß die Chemo den Rest tatsächlich ausmerzt. Andererseits gibt es genügend andere Methoden, die das Immunsystem und die gesunden körperlichen Mechanismen dahinbringen, mit diesem Rest fertig zu werden. Dazu sind die nachfolgend beschriebenen »ganzheitlichen Verfahren« nötig, aber auch etwas, das unter dem Stichwort »alternative Methoden« folgt.

Was der Organismus durch seine Fähigkeit besiegt, das hat er besiegt und es macht ihn stärker.

Die wichtigsten grundlegenden Maßnahmen

Therapie vor der Therapie: Vitamine, Mineralien, Aminosäuren, Ernährungskorrektur, kleine Ozon-Behandlungen, Darmbakterienzüchtung, Giftentzug, Entgiftung etc.

Immun-Therapie: Mistel, diverse »Impfstoffe« (aus dem Tumor selbst oder aus dem Blut des Patienten hergestellt), Thymus-Injektionen (wobei die echten Zellen, speziell vom Haifisch, die besten wären), Fieber-Therapie und ähnliche Dinge.

Man muß für jeden Patienten eine ganz individuelle Therapie zusammenstellen

Die einzelnen Maßnahmen sind zu zahlreich, um sie anzuführen. Man muß mit Sicherheit für jeden Fall eine ganz individuelle Therapie zusammenstellen, wobei die Zusammenarbeit mit den »Schulmedizinern« sehr, sehr wünschenswert wäre.

»Alternative« Methoden der Krebszerstörung

Die meisten »alternativen« Methoden, Krebs zu zerstören, tun dies über den Umweg des Immunsystems. Das heißt: Nicht das Verfahren zerstört den Krebs direkt, sondern der durch dieses Verfahren dazu befähigte Organismus tut das. Das entspricht dann auch dem tatsächlichen Begriff »Heilung« (wenn es gelingt).

- Mittel, die auf Bakterien-Toxinen beruhen, zum Beispiel Coley's Toxine, Jomol, Tuberkulose-Impfstoff.
- Galvanotherapie: Mittels Elektroden und Gleichstrom wird ein elektrisches Feld um den Tumor aufgebaut, das die Krebszelle zerstört.
- Hyperthermie verschiedener Art: Krebs hält 43° C nicht aus.
- Naturnahe chemische Medikamente: Zum Beispiel Ukrain, Amygdalin, Hydrazinsulfat.
- Diverse chinesische Präparate sind sehr potent: Sie haben gute Heilungsstatistiken – um ein Vielfaches besser als die Chemotherapie, aber das ist nicht bekannt. Und die Industrie sowie die Behörden machen Jagd und verhindern die Etablierung dieser Präparate. Sie sind daher »Schwarzmarkt-Artikel«.

Über den Umweg des Immunsystems ist Krebs heilbar

- Megamin ist ein kroatisches Produkt, von dem hervorragende Statistiken gemeldet werden.
- Fasten: Die »Breuss-Kur« zum Beispiel hat zum Grundgedanken, daß der Organismus den Krebs auffrißt und nicht umgekehrt.
- Gerson-Kur: Besondere Erwähnung sollte Dr. Max Gerson gezollt werden, der mit seiner Kur Krebs »weggemacht« und darüber berichtet hat (»Eine Krebs-Therapie«, ISBN 3-89526-000-2). Es handelt sich um eine Kombination von Entgiftung plus Regeneration. Das heißt, er hat eine sehr gründliche Basisregeneration durchgeführt und möglichst ideale Zustände wiederhergestellt: Äußerst biologische Ernährung, mehrere Einläufe täglich, einige Vitamine, Grünblättersäfte, Kalbslebersäfte, Kaffee-Einläufe, Jod-Präparate etc. Es war übrigens die gleiche Therapie, mit der er zuvor Tuberkulose geheilt

hatte. Die Gerson-Kur kann nur stationär durchgeführt werden.

- Kälte-Chirurgie (Kryochirurgie): In diesem Fall werden Krebsgeschwulste mittels großer Kälte vernichtet. Ein gutes Verfahren, wenn nur eine oder zwei Metastasen da sind, die man auf diese Weise chirurgisch entfernen kann. Auch bei kleinen oder schwer zu operierenden Tumoren anwendbar. Die durch die Kälte ruinierten Krebszellen agieren offenbar zusätzlich als Impfstoff, so daß der Organismus Restbestände (wenn nicht zuviel da ist) selbst eliminieren kann.

- Andere Methoden: Plazenta-Behandlung nach Govallo, I.A.T nach Burton, Immuntherapie nach Pekar, Antineoplastone nach Burzynski etc.

Das ist natürlich keine vollständige Liste.

Ich muß nochmals betonen, daß bei jeder Methode individuell für den einzelnen Patienten ein kundiger Arzt beurteilen muß, ob die jeweilige Therapie angebracht ist oder nicht.

Die Krebsforschung in den USA ist von der Industrie dominiert

Einige der aufgezählten Methoden werden in unseren »zivilisierten« Ländern nicht erlaubt, weil dort andere Interessen vorherrschen. Die Jagd auf Außenseitermethoden geht von den USA aus und wird dort am schlimmsten betrieben; aber sie wird auch in anderen Ländern von der (ohnehin weltweiten) Pharma-Industrie betrieben und von den Behörden vollstreckt. Es wird »Otto Normalverbraucher« wahrscheinlich wundern, daß im Aufsichtsrat des weltweit führenden und maßgebenden Krebsforschungszentrums (New York Memorial Sloan Kettering) die Interessen der folgenden Industrie vertreten sind: RJR Nabisco, Phillip Morris (Zigaretten), Esso Oil, Texaco, Rockefeller Family & Associates, Pennzoil, Mobil Oil (petrochemische

Industrie), Sqibb, Merck, Union Carbide, General Motors, Chemical Bank, City Bank, Morgan Bank und die Asbest-Industrie. Das ist ungefähr nur ein Zehntel der Liste.

Die Banken sorgen dafür, daß die finanziellen Interessen der Investoren aufrechterhalten werden. Man wird verstehen, daß die sich nicht die Butter vom Brot nehmen lassen. Und jetzt wird einem langsam klar, daß hier tatsächlich Interessen vertreten werden und was das bedeutet. Ich habe in der Liste keinen Patientenvertreter gefunden, der für eine möglichst billige und giftfreie Ausheilung eingetreten wäre.

Die obengenannten Firmenvertreter bestimmen, wer welche Krebsforschung macht und worüber geforscht wird. Ein Beispiel dazu: Bereits 1922 bekamen Asbest-Arbeiter in den USA keine Versicherungen mehr, weil man schon wußte, daß sie sehr früh krank wurden und an Krebs starben. Die oben genannte Lobby wußte das. Dennoch dauerte es bis in die 90er Jahre, bis es publik wurde, daß Asbest eines der krebsauslösendsten Dinge überhaupt ist und man aufhören muß, Asbest in Schulen, Kinderheimen und öffentlichen Gebäuden als Baustoff zu verwenden. Sogar in den 90er Jahren wurde noch damit gebaut!! Jetzt reißt man die eben errichteten Gebäude auf Staatskosten wieder ab, um sie (auf Staatskosten) ohne Asbest wieder aufzubauen. Der Bürger zahlt. Die Lobby verdient.

Diese Lobby leitet und lenkt das internationale »Krebsgeschehen«. Letztlich bestimmt sie, was der Onkologe (Onkologie = Lehre über die Geschwulstkrankheiten) denkt und was er »weiß«. Es ist kein Zufall, daß der »Onkologe« eigentlich kein Onkologe,

Firmenvertreter bestimmen, wer welche Krebsforschung macht und worüber geforscht wird

139

sondern Chemotherapeut ist (er macht ausschließlich Chemotherapie).

Bei einem »normalen« Krebs würde ich mir nie und nimmer eine Chemo geben lassen. Ganz ähnlich denken die Chemotherapeuten selbst. Laut einer Umfrage würden weniger als 20 % dieser Ärzte selbst der Empfehlung folgen, die sie tagtäglich als so »dringend notwendig« für die Patienten aussprechen.

Ich habe gezögert, diese brutale Wahrheit hier zu schreiben. Wenn man krank ist und dann noch dazu mit diesen Dingen konfrontiert wird, verliert man womöglich völlig den Mut. Aber was nützt eine Hoffnung, wenn sie trügerisch ist.

Ich glaube: Jemand, der versuchen will, seinen Krebs wirklich loszuwerden, jemand, der diese dünne Chance ergreift, der sollte zuerst wissen, was tatsächlich gespielt wird. Er muß sich natürlich weiter informieren. Nur aufgrund einer exakten Analyse der tatsächlichen Situation kann man vernünftige und richtige Entscheidungen treffen.

Eine richtige Entscheidung kann man nur durch Information und Analyse treffen

(Siehe auch die Bücher: »The Cancer Industry«, Ralph W.Moss, Equinox Press, ISBN-1-881025-09-8. »Fragwürdige Chemotherapie«, ISBN-3-7760-1660-4)

Ich habe ein Krebs-Therapiezentrum in Wien etabliert, siehe Internet http://www.KroissCancerCenter.com

Leber-Verfettung

Die Fettleber ist eine »Wohlstandserscheinung«. Ißt man zuviel Kohlenhydrate (Brot, Nudeln, Getreideprodukte, Reis, Kartoffeln, Zucker etc.), wandelt der Organismus diese in Fett um, das dann gespeichert wird. So kommt es zu Übergewicht und Fettleber.

Die Leberverfettung ist keine schwere Krankheit und rasch wieder rückführbar, wenn man fastet oder sich eine Weile gesund ernährt. Aber sie ist ein Zeichen, daß man zuviel und das Falsche zu sich nimmt, deshalb sollte man diese Warnung verstehen: Der Organismus ist nicht mehr gesund!

Leber-Zirrhose

Leber-Zirrhose heißt Leber-Verhärtung. Leider ist das nicht nur eine Verhärtung, sondern eine Umstrukturierung innerhalb der Leber. Das heißt, das weiche Lebergewebe wird durch Bindegewebe ersetzt, ähnlich wie bei einer Narbe. Auf diese Weise verliert die Leber immer mehr ihre Funktion, verhärtet, schrumpft, wird knotig und macht schließlich sogar dem Blut Schwierigkeiten, durch die Leber zu strömen. Diese Erkrankung ist nicht mehr rückführbar.

Die Leber verliert ihre Funktion

Die Leberzellen sind zwar sehr regenerationsfähig, aber was nützt das, wenn sich die Struktur bereits aufgelöst hat. Die Leber-Zirrhose entsteht durch Gifteinwirkung oder Entzündung in der Leber über längere Zeit. Bei den Giften handelt es sich meistens um Alkohol oder berufsbedingte Gifte. Die Entzündung ist häufig eine chronische Infektion mit einem Virus. Oft merkt man diese Krankheit erst in ihrem Spätstadium, weil die sehr regenerationsfähigen Leberzellen den Betrieb sozusagen auch in schweren Zeiten aufrechterhalten können. Wenn es dann aber nicht mehr geht, ist es auch schon zu spät für eine Rückkehr.

Leber-Zirrhose wird oftmals zu spät entdeckt

Behandlung: Zuallererst muß man natürlich das Gift loswerden (nicht mehr zu sich nehmen), beziehungsweise das Virus bekämpfen oder sozusagen zähmen (so daß möglichst wenig Entzündung in der Leber vor sich geht). Dann ist die Ernährung so einzustellen, daß möglichst wenig Gifte anfallen. Die Leber ist ja das Entgiftungsorgan (sie verarbeitet die Gifte, damit sie dann über Niere oder Darm ausgeschieden werden können). Es ist daher notwendig, der Leber möglichst wenig Arbeit zu geben. Gifte bedeuten Arbeit, Überernährung bedeutet Arbeit, tierisches Eiweiß und (vor allem erhitztes) Fett bedeuten Arbeit.

Wenn auch aus dieser Schilderung hervorgeht, daß man als Arzt relativ machtlos ist, kann man dem Patienten von ganzheitsmedizinischer Seite doch deutlich helfen: Mit Ernährung, Vitaminen und Ozon-Therapie erreicht man eine beachtliche Auffrischung und Verbesserung aller Funktionsteile im Organismus und in der Leber. Dadurch geht es dem Kranken um ein Vielfaches besser. Auch bei fortgeschrittener Zirrhose lebt er auf. Im Sinn der Naturheilkunde verbessert man die Selbstheilungskräfte des Organismus, daß das Leiden merklich in den Hintergrund tritt.

Deutliche Hilfe durch Naturmedizin

Leider hält die Schulmedizin nicht viel davon, weshalb Menschen in großer Zahl über lange Zeit hinweg unnötig leiden müssen. Nur wenige Patienten kommen von selbst auf die Idee, sich nach anderer Hilfe umzusehen. Die meisten vertrauen den Schulmedizinern, wenn sie sagen, daß man nichts machen könne.

Aber: Schulmedizin ist eben nur eine Akutmedizin, und Leber-Zirrhose ist eine chronische Krankheit.

Leukämie

Leukämie ist dem Krebs verwandt. Das Wort besteht aus den übersetzten Wörtern »weiß« und »Blut«. Die weißen Blutkörperchen sind stark vermehrt und haben ihre Funktion verloren.

Auch bei Krebs ist es so, daß die Zellen ihre eigentliche Funktion verlieren und sich unkontrolliert vermehren. In der ganzheitlichen Medizin ist die Krebsgeschwulst beziehungsweise die bereits vorhandene Leukämie der Endzustand einer Abwärts-Entwicklung. Demgemäß beginnt die Krankheit auch wesentlich früher als es scheint.

Die heute übliche Behandlung der Leukämie besteht aus Chemotherapie. Wie im Kapitel »Krebs« beschrieben, geht die Chemotherapie geschichtlich gesehen auf den Umstand zurück, daß das Gift der chemischen Kriegsführung die weißen Blutkörperchen vernichtete. Man hat dieses Gift dann am Leukämie-Patienten ausprobiert – natürlich wurden auch die kranken Zellen umgehend abgetötet. Der Patient wurde nicht gesund, sondern er starb sehr bald. Dennoch war man über den Erfolg sehr erfreut.

In der Folge fand man Möglichkeiten, alle vorhandenen Zellen abzutöten, ohne das komplette Leben des Organismus auszulöschen. So werden bei manchen Leukämieformen tatsächliche Heilungen durch Chemotherapie berichtet. Im Einzelfall muß man den Chemo-Fachmann fragen, ob es bei dieser Art von Leukämie ein Mittel gibt, durch das man überhaupt Chancen auf Heilung hat. Die zweite Frage sollte lauten: »Wie hoch ist meine Chance auf tatsächliche Heilung?«

Manchmal ist Heilung durch Chemotherapie möglich

Wenn das nicht zielführend ist oder jemand diesen Weg nicht gehen will, gibt es – speziell im Anfangsstadium der Erkrankung – die Möglichkeit, das Immunsystem und die inneren Verhältnisse des Organismus so zu reparieren, daß die Krankheit zurückgeht und aufhört. Im Prinzip gelten ganz ähnliche Maßnahmen, wie sie im Kapitel »Krebs« beschrieben sind.

Das allerbeste, was man tun kann, ist, solche Krankheiten gar nicht zum Entstehen einzuladen. Das heißt mit anderen Worten: *Gesunde Ernährung, Vitamine, Sport und ein erfolgreiches, aktives Leben* »halten den Doktor fern«. Natürlich gehört auch eine gute medizinische Betreuung dazu, durch die Immunsystem und Gesundheit »oben gehalten werden«. Ich weiß, daß das in der heutigen Zeit ein großes Problem darstellt. Aber vielleicht gewinnen Sie ein profundes Verstehen dieser Zusammenhänge durch die Lektüre dieses Buches!

Gesunde Ernährung, Vitamine, Sport und ein aktives Leben »halten den Doktor fern«

Listhese, Spondylolisthese, Wirbelgleiten

Hier handelt es sich um eine Lockerung des Halteapparates (der Bänder) zwischen zwei Rückenwirbeln, so daß diese zueinander verschiebbar sind. Meist sind es die Lendenwirbel vier und fünf oder der Lendenwirbel fünf zum Kreuzbein, wo die Lockerung stattfindet.

Listhese ist eine ganz spezifische Krankheit, und ich gehe in diesem Buch nicht so sehr auf derartige Einzelheiten ein. Aber in diesem Fall tue ich es aus zwei Gründen:

Erstens habe ich gesehen, daß Patienten mit Medikamenten (oft mit Infusionen) »vollgeschüttet« werden. Das ist völlig sinnlos und wird nicht zur Heilung, sondern aus anderen Gründen verordnet.

Zweitens gehe ich darauf ein, weil die Zustände häufiger vorkommen als man glaubt. Sie werden vom Röntgenologen selten beschrieben und wenn sie beschrieben werden, geht man von seiten der Therapie kaum darauf ein. Ein Stiefkind also.

Es betrifft meist ältere Menschen. Die Beschwerden sind »Kreuzweh« und ischiasartige Schmerzen das Bein hinunter, die meist im Liegen weg sind (zumindest besser), aber in aufrechter Position zurückkehren.

Wenn im Röntgenbefund Listhese steht, weiß der Patient, woran er ist. Meistens aber steht diese Diagnose nicht im Befund. Dafür gibt es zwei Gründe: Erstens wie gesagt handelt es sich um ein medizinisches »Stiefkind« und man verzichtet oft darauf, diesen Zustand zu beschreiben (das Wort fehlt sogar in den meisten ärztlich-medizinischen Wörterbüchern!) und zweitens wird diese Krankheit deshalb so selten diagnostiziert, weil dazu ein Lenden-Wirbelsäulen-Röntgen im Stehen vonnöten ist (üblicherweise wird es aber im Liegen gemacht). Erst im Stehen erkennt man nämlich, daß zwei Wirbel zueinander verrutschen.

Vom Röntgenologen wird Listhese selten bemerkt

Es gibt nur zwei Behandlungsmöglichkeiten: Ein Mieder oder eine Operation. Zuerst sollte man ein Mieder versuchen. Es wird vom Orthopäden verschrieben und vom »Bandagisten« hergestellt. Man muß darauf achten, daß der Bandagist sein Bestes gibt, denn die Krankenkasse bezahlt nicht viel und oft ist es besser, selbst etwas dazuzuzahlen. Wenn das Mieder nicht hilft, hat man die Wahl, die Beschwerden zu behalten oder sich operieren zu lassen. Dabei werden die Wirbel zueinander fixiert. Bei jeder Operation gibt es Risiken! Es ist nicht hundertprozentig sicher, daß man nachher völlig beschwerdefrei ist, denn häufig passieren unvorhergesehene Dinge. Sollten Ihre Beschwerden aber wirklich sehr schlimm sein, können Sie damit rechnen, daß eine Operation das zumindest bessert. (Siehe auch »Wirbelsäulen-Beschwerden«.)

145

Lymphstau, Lymphödem

Zunächst einmal gibt es den angeborenen Schaden, das bedeutet, das Lymphsystem ist vom Körper gar nicht angelegt worden – diesen Fall lassen wir hier außer acht. Sonst gibt es nach Unfällen und Verletzungen, nach Operationen oder langem Nichtgebrauchen (zum Beispiel nach langem Liegen) einen defekten Abfluß der Lymphe. Die Lymphe ist eine farblose Flüssigkeit, die zum Beispiel bei Brandwunden oder wenn man sich nur die Haut aufritzt (ohne zu bluten) austritt. Diese Flüssigkeit wird langsam abgepumpt, nimmt Abbauprodukte und Gifte mit sich, wird dann schließlich in das Blutsystem und zu weiterer Verarbeitung geführt. Ganz dünne Röhrchen, kaum sichtbar, sorgen für den Transport.

Nun können diese Röhrchen entweder kaputtgehen (Narben, Operationen) oder es kann der Druck so groß werden, daß die Flüssigkeit nicht nach oben wegtransportiert wird, sondern sich zurückstaut und ins Gewebe austritt. Das ist dann die Schwellung und der Lymphstau. Um den Lymphfluß wieder in Ordnung zu bringen, wird eine bestimmte Massage, die Lymphdrainage, angewendet. Es ist dies eine hochqualifizierte Tätigkeit, die einer guten Ausbildung bedarf. Bitte achten Sie darauf, nicht jeder Masseur, der das von sich behauptet, beherrscht die Lymphdrainage wirklich.

Lymphdrainage, fachmännisch ausgeführt, wirkt

Magenbeschwerden, Gastritis

Gastritis heißt nichts anderes als Magenentzündung. Wenn der Magen gereizt oder überreizt wird, zeigen die Schleimhäute einen Zustand, den man in diesem

Fall »Entzündung« nennt. Die Ursachen dafür sind fast immer entweder psychische Probleme oder falsche Ernährung.

Selbst wenn es psychische Gründe sind, die zu den Magenbeschwerden geführt haben, hilft eine Verbesserung der Ernährung fast immer. Außerdem können oft weder Patient noch Arzt etwas Entscheidendes bezüglich der psychischen Ursachen unternehmen, so daß als erste und beruhigende Maßnahme eine Diät das Beste sein wird.

Am günstigsten sind die »Milde Ableitungsdiät nach Mayr« oder die »Hay'sche Trennkost«. Die letztere wirkt dadurch, daß man verschiedene Nahrungsmittel nicht miteinander kombiniert, Magen und Darm haben dadurch immer nur leichte Arbeit und können sich beruhigen. Erhitzte Fette sind auf jeden Fall zu meiden.

Bei einer Trennkost-Ernährung können sich Magen und Darm beruhigen

Es gibt diverse schulmedizinische Medikamente, die die Magenschleimhaut mit einer »Schutzschicht« überziehen und so eine weitere Reizung verhindern. Wer lieber natürliche Methoden anwenden möchte, kann dieselbe Wirkung mit Leinsamen erreichen. Man erhitzt einen Eßlöffel Leinsamen in einem halben Liter Wasser, läßt es wieder abkühlen. Man sollte mehrmals am Tag nur das warme Schleimwasser trinken. (Aber die Körner schaden auch nicht, weil sie durch das Erhitzen ohnehin sehr schleimig sind.) Diese Behandlung hat sich, speziell wenn man unter Nüchternschmerz leidet, sehr bewährt. Es gibt auch verschiedene Tees, aber man muß selbst ausprobieren, welcher einem guttut.

Die psychischen Ursachen können so vielfältig sein, daß ich hier natürlich nicht darauf eingehen kann.

Die Schulmedizin, die arm an Therapiemöglichkeiten ist, weil sie sich auf Chemikalien beschränkt, überschlägt sich häufig in »zuviel Diagnose«. Damit meine

147

ich, daß man oft zuviele (unangenehme und teure) Untersuchungen macht, anstatt die genannten einfachen Maßnahmen durchzuführen. Dennoch hat es bisweilen Sinn, eine Gastroskopie (»mittels Schlauch in den Magen schauen«) zu machen, weil neuerdings dabei Bakterien (Helicobacter) gesucht werden, die eine Gastritis auslösen können. Manchmal sind dann Antibiotika notwendig, obwohl ich schon oft gesehen habe, daß diese gar nicht geholfen haben, sondern doch nur wieder eine Diät Erfolg hatte.

Auch für eine Magenentzündung kann die Ursache im Darm liegen

Man darf nicht außer Acht lassen, daß man eine Magenentzündung auch dadurch bekommen kann, daß der weiter »südwärts« liegende Darm mit falschen Bakterien besiedelt ist oder weil man Verstopfung oder andere Leiden des übrigen Darmes hat. In diesen Fällen muß man diese Ursachen beheben, damit auch der Magen gesunden kann.

Magersucht

Diese Krankheit ist ein psychisches Problem. Daher gibt es keine allgemeingültige Lösung, die individuelle Vorgangsweise kann nur im Gespräch geklärt werden.

Mandel-Entzündung *(siehe »Angina«)*

Menstruationsbeschwerden

Verstärkte oder übermäßige Menstruationsbeschwerden treten auch dann auf, wenn der Organismus in seiner Gesamtheit nicht mehr ganz gesund ist, was sehr häufig der Fall ist!

Die Basisregeneration hat sich daher auch hier als sehr wirksam erwiesen. Sie verbessert den Allgemeinzustand und damit auch die Anfälligkeit auf diese übermäßigen Beschwerden. Meistens hat man sich nicht gut ernährt und es sind Pilze im Darm gewachsen. Diese Dinge sind aus irgendeinem Grund Auslöser dafür, daß die eigenen Hormone aggressiv wirksam werden. Außerdem helfen Homöopathie (zu einem guten Einzelmittel-Homöopathen gehen) und Akupunktur.

Wenn hormonelle Schwankungen im Spiel sind, sollte man zusätzlich zur Ernährungskorrektur (die bei der Basisregeneration inbegriffen ist) auch täglich Leinsamen und Sojakeimlinge essen. Beides enthält östrogenhaltige Pflanzenstoffe, die eine aggressive Hormonwirkung abschwächen.

Pflanzenöstrogene aus Leinsamen und Sojakeimlingen helfen bei hormonellen Schwankungen

Man muß ein bißchen herumsuchen, dann wird jede Frau »ihre« Behandlungsart herausfinden, mit der sie am besten fährt.

Migräne

Die Migräne kann mehrere Ursachen haben, daher ist die Behandlung sehr unterschiedlich.

Zuerst sollte man auf jeden Fall den Allgemeinzustand durch eine Basisregeneration verbessern. In den meisten Fällen, auch wenn die Migräne zum Beispiel hormonbedingt ist, stellt sich dadurch ein Erfolg ein. Die Migräne wird wesentlich seltener sein und die Anfälle gehen schneller vorbei.

Auch bei Migräne ist Erfolg durch Basisregeneration möglich

Hat man das einmal geschafft, muß man den Fall individuell behandeln, wobei sich zumeist als mögliche Ansatzpunkte der Hormonhaushalt, die Halswirbelsäule und der Darm anbieten.

Zur Regeneration des Hormonhaushalts hatten wir früher die Frischzellen, wobei man am besten Hypophyse und Gonaden geben würde, um die richtigen Organe anzuregen (das ist bei verschiedenen Personen unterschiedlich). Das könnte mit einer Spritze jahrelange oder lebenslange Heilung, zumindest aber eine deutliche Verbesserung ergeben. Kein Wunder also, daß man diese Therapie verboten hat!

Im Fall der Wirbelsäule muß die weitere Vorgehensweise individuell entschieden werden. Ist der Darm der Auslöser, muß er gereinigt und bakteriell »aufgeforstet« werden. Oft hilft auch eine Fastenkur. Die Naturmedizin kennt überhaupt viele Verbesserungsmöglichkeiten. Auslöser wie das Wetter und ähnliche Dinge sind natürlich keine Ursachen, die man verändern kann.

Eine völlige Anfallsfreiheit wird man meistens nicht erreichen, aber die Patienten sind schon sehr zufrieden, wenn die Migräne auf ein paarmal im Jahr zurückgeht.

Müdigkeit

(Oft zusammen mit Erschöpfung, Konzentrationsschwierigkeiten, Schlafproblemen, dem Gefühl, ausgelaugt zu sein etc.)

Das ist ganz einfach der Ausdruck von »Halbgesundheit«. In den Blutbefunden wird man wahrscheinlich nichts feststellen (»Sie sind gesund«) und dennoch *Man befindet sich* befindet man sich an der Schwelle zur Krankheit. *an der Schwelle* Wenn man diesen Zustand fortbestehen läßt, wird sich *zur Krankheit* Krankheit im Körper etablieren und einige Monate bis Jahre danach werden weitere Symptome auftreten.

Die Behandlung der Wahl ist natürlich eine ordentliche Basisregeneration.

Multiple Sklerose

Das dürfte eine Auto-Immunkrankheit sein, aber auch psychische Faktoren spielen eine Rolle.

Es ist erstaunlich, daß die Schulmedizin hartnäckig daran vorbeigeht, wie sehr man mit der Ernährung helfen kann, obwohl diese Tatsache Selbsthilfegruppen schon seit Jahrzehnten wissen. Fast möchte man meinen, die Medizin sei sich zu fein, um sich auf das Niveau von Ernährungsratschlägen zu begeben. Lieber probiert man ein Pharma-Angebot nach dem anderen aus oder man kann gar nicht helfen.

Jedenfalls kann man die Schübe oft völlig verhindern, indem man sich streng vegetarisch ernährt, am besten mit viel Rohkost und »Körnerkost«. Man sollte so bald wie möglich damit beginnen und nicht erst ein fortgeschrittenes Stadium abwarten. Sollte dennoch ein Schub auftreten, kann er dann schulmedizinisch mit viel geringerer Dosierung und in viel kürzerer Zeit abgefangen werden.

Wenn man Heilung sucht: Siehe Kapitel »Autoaggressions-Krankheiten« (insbesondere I.A.T., Seite 69).

Bei Multipler Sklerose hilft eine streng vegetarische Ernährung

Myom

Das Myom ist eine gutartige Geschwulst in der Gebärmutter. Muskelgewebe macht sich selbständig und wächst sich zu einem runden, harten Knoten aus, der eine erhebliche Größe erreichen kann.

Schulmedizinische Behandlung: Operation beziehungsweise abwarten, bis das Myom groß wird, um dann zu operieren. Oft hören die Knoten mit dem Wechsel auf zu wachsen und schrumpfen ein wenig.

151

Ganzheitsmedizinische Lösungen: Die diversen Verfahren, die die Gesundheit steigern, führen dazu, daß das Wachstum dieser Knoten verlangsamt wird oder aufhört. Man wird ein Myom nicht wegbekommen, das wird einem klar, wenn man einmal gesehen hat, wie hart und fast steinern diese Geschwulst ist.

Sollte so ein Knoten in der »Lichtung« der Gebärmutter liegen, also dort, wo bei der Monatsregel die Schleimhaut regelmäßig abgeht und erneuert wird, kann es zu Behinderungen dieser Vorgänge und zu nicht enden wollenden Blutungen kommen. In diesem Fall muß man operieren, um weitere Schäden zu vermeiden.

Bei einem Mynom ist eine Operation oft notwendig

Sonst: Gesundheit erhöhen (Basisregeneration, Entgiftung, Ernährungskorrektur, Lymphdrainage etc.), damit das Myom nicht wächst. Per Ultraschall die Größe kontrollieren.

Nebenhöhlen-Entzündung

Das ist natürlich eine Entzündung wie jede andere. Im chronischen Fall wird man das Immunsystem ankurbeln müssen (Basisregeneration), und man wird die Bakterien therapieren müssen (zum Beispiel Symbioflor I).

Der Behandlungsfehler liegt meist am Anfang

Ganz am Anfang, als die Krankheit begann chronisch zu werden, war der Fehler, die Bakterien nicht zu züchten und aufzubauen, sondern nur Antibiotika zu geben, wodurch auch die richtigen Bakterien zerstört wurden. Wenn man dann zu lange zugewartet hat, wenn schon jahrelang die Nebenhöhlen sehr empfindlich und öfter entzündet waren, hat sich die Krankheit schon »eingefressen«. Dann ist die Nebenhöhlen-Entzündung relativ schwer völlig auszuheilen. Man braucht Hilfe durch Neuraltherapie, Akupunktur, anhaltende Wärme etc.

Erst wenn das Problem über lange Zeit verschwunden bleibt, kann es als ausgeheilt betrachtet werden.

Im Schnitt kann man sagen, daß mit Basisregeneration und Bakterienzüchtung die Hälfte aller chronischen Nebenhöhlen-Entzündungen ausheilbar ist. Bei den restlichen, renitenten Fällen muß man mehr tun, was natürlich von Fall zu Fall verschieden ist.

Nierenkolik, Nierensteine

Die Nierenkolik ist ein schmerzhafter, krampfartiger Anfall, bei dem ein Nierenstein versucht, durch die enge Röhre (Urether) in die Blase zu gelangen. Oft sind Steine oder Bruchstücke spitz und scharf, dadurch entstehen heftige Schmerzen.

Beim Anfall hilft oft eine Neuraltherapie-Quaddel (ärztliche Tätigkeit) und man muß viel trinken, um die Harnwege durchzuspülen. Natürlich sind krampflösende, schmerzstillende Mittel während des Anfalls o.k., speziell, wenn die Quaddel nicht geholfen hat.

Ist der Anfall vorbei, muß man sich darum kümmern, ob noch Steine vorhanden sind, beziehungsweise muß man Sorge tragen, daß keine weiteren entstehen. Die Therapie vorhandener Nierensteine ist natürlich die »Zertrümmerung« (Schulmedizin). Danach oder zugleich muß man die Ernährung und die Trinkgewohnheiten korrigieren, damit nicht erneut Steine entstehen.

Nierensteine zertrümmern, Essen und Trinken korrigieren

Nieren-Entzündung, Glomerulonephritis

Das ist zumeist eine »Auto-Immun-Erkrankung« (siehe Seite 68) beziehungsweise die Folge einer Infektion, was dann in eine eigene Erkrankung mündet, die ähnlich einer Auto-Immun-Erkrankung abläuft.

In der Schulmedizin werden Auto-Immun-Krankheiten behandelt, indem man einfach das ganze Immunsystem lahmlegt. Das ist während eines akuten Anfalls durchaus in Ordnung, wenn die Gefahr gegeben ist, daß die Niere rasch zugrundegehen würde. Leider wendet man im chronischen Fall die gleiche Therapie an, was ein schwerer Fehler ist, denn damit zielt man nicht auf Ausheilung ab.

Bei einer Nieren-Entzündung ist eine ganzheitliche Ausheilung möglich

Von ganzheitlicher Seite kann man viel dazu beitragen, eine Ausheilung herbeizuführen. Schulmediziner verordnen meist eine Diät, die die Niere schont. Das ist zwar gut, aber nicht genug. Denn die Ernährung soll auch dazu dienen, das Immunsystem zu stärken. Bei wirklich chronischen Fällen ist eine strenge »Körnerkost« ohne tierisches Eiweiß am besten. Verliert die Niere Eiweiß, muß man diese Diät ein wenig korrigieren.

Wenn die Krankheit von anderen Infektionen herrührt, muß man eine Basisregeneration machen, dadurch die Selbstheilungskräfte wieder instand setzen und die Bakterienflora reparieren (weil man viele Antibiotika bekommen hat). Ohne diese Maßnahmen läuft keine Heilung. Dann gibt es noch alle möglichen Beiträge aus Naturheilkunde, Homöopathie und Ganzheitsmedizin, wenn die obigen Maßnahmen nicht ausreichen (speziell im rein autoaggressiven Fall wird das so sein).

Nieren-Entzündung, Nephritis

Bei der Nierenentzündung kommen zwei Ursachen in Frage: Entweder sind die Auslöser Bakterien (meist durch Entzündungen in anderen Körperbereichen) oder Medikamente.

Da es sich meist um eine akute Erkrankung handelt, wird man am besten Antibiotika bekommen beziehungsweise die auslösenden Medikamente weglassen. Damit der Zustand nicht chronisch wird, muß man eine Diät machen (eine Weile möglichst kein tierisches Eiweiß) und die Abwehr verbessern.

Nierenbecken-Entzündung, Pyelonephritis

Diese Krankheit entsteht durch Infektion oder Unterkühlung.

Die akute Form wird am sichersten mit Antibiotika behandelt. Sehr oft kann diese Therapie die Sachlage aber nicht hundertprozentig bereinigen, so daß die Entzündung chronisch wird.

Bitte lassen sie die folgenden Maßnahmen möglichst sofort an die Akut-Therapie anschließen, denn je mehr Zeit verstreicht, desto hartnäckiger wird die Krankheit und umso mehr Schädigung läßt man zu. Zuerst muß eine Basisregeneration erfolgen, um das Immunsystem wiederherzustellen. Wenn das allein nicht zur Ausheilung führt: Eichotherm-Bestrahlungen, Magnetfeld, Akupunktur, Homöopathie, Kräuter, Eigenblut-Therapien.

Nach der Akutbehandlung ist sofort ganzheitliche Therapie notwendig

Bitte beachten Sie: Die Krankheit muß ausgemerzt werden, weil die Nieren sehr wertvoll sind.

Oft sind immer wiederkehrende Blasenentzündungen damit verbunden. Die Therapie ist ähnlich, bitte lesen Sie unter dem entsprechenden Stichwort nach.

Schulmedizinisch werden bei der chronischen Nierenbeckenentzündung oder anderen Harnwegsinfekten immer wieder nur Antibiotika gegeben, was oft nicht zielführend ist! Ich habe an anderer Stelle schon erwähnt, daß das eine Akutbehandlung ist und daß chronische Krankheiten »ganzheitlich« behandelt werden müssen, weil sie anders sind und nur durch ein gutes Immunsystem ausheilen können.

Nerven-Entzündung, Neuralgie

Eine Nervenentzündung ist oft keine wirkliche Entzündung. Meistens ist es eine Reizung aus anderer Ursache, wie zum Beispiel durch Druck einer Bandscheibe, durch verspannte Muskeln oder Fehlstellungen. Selten gibt es echte Entzündungen, wie bei Gürtelrose (oder anderen Viren).

Im Rahmen der Zuckerkrankheit oder auch als Nebenprodukt anderer Erkrankungen gibt es Nervenstörungen, die man als Neuritis, Neuropathie, Neuralgie oder (eher im Volksmund) als Nervenentzündung bezeichnet.

Die Therapie ist natürlich je nach Auslöser unterschiedlich. Man muß hier wirklich Ursachen suchen und dann entsprechend behandeln. Das einzig Allgemeine, das man sagen kann: Man sollte immer genügend B-Vitamine geben, weil das den Nerv stabilisiert.

Immer für genügend B-Vitamine sorgen

Ödeme

Das sind Wasseransammlungen im Gewebe. Die Gründe dafür sind sehr unterschiedlich.

156

Hormon-Probleme als Ursache

Es ist bekannt, daß Ödeme auftreten, nachdem man Kortison oder andere Hormonpräparate bekommen hat. Eine der negativen Wirkungen dieser künstlichen Hormonpräparate ist es, daß sie das gesamte Hormongleichgewicht des Körpers aus der Balance bringen. Daher muß man – nach dem Absetzen dieser Medikamente – dieses System wieder ins Gleichgewicht zurückbringen, falls das noch möglich ist. Eine Basisregeneration, Sport, Vitamine und eventuell eine Frischzellen-Therapie würden Regulation herbeiführen.

Hormonpräparate oder Kortison bringen das Hormongleichgewicht aus der Balance

Mineralien-Ungleichgewicht führt zu Wasseransammlungen

Das »Wasser« bindet sich im Körper an Mineralien. Das geschieht durch die elektrische Eigenschaft dieser Substanzen. Fehlt eines dieser »Salze« stark, kommt es zu einem Übermaß an Wasser, das dann ins Gewebe austritt: Ödeme entstehen. Durch die richtige Diagnose und den Ersatz des fehlenden Minerals kommt alles wieder ins Lot.
Bitte beachten Sie, daß auch eine Anzahl von Medikamenten derartige »Nebenwirkungen« haben können.

Ödeme durch eine Herzkrankheit

Wenn das Herz als Pumpe zu schwach wird, gerät der Blutumfluß ins Stocken. Es kommt zu einem Rückstau und infolge dessen zu einem Austritt von Flüssigkeit in das Gewebe. Das bemerkt man zuerst an geschwollenen Knöcheln, von dort kann die Wasseransammlung immer weiter hinaufsteigen und stärker und stärker werden. Daß sich das Wasser zuerst an den Knöcheln sammelt, ist kein Zeichen dafür, daß das Herz daran schuld ist. Die Flüssigkeit tritt aus phy-

sikalischen Gründen immer zuerst unten an den Beinen aus, außer wenn die Sache hormonell bedingt ist
– dann ist das gesamte Gewebe betroffen und wirkt
eher teigig gequollen.

Wenn die Ödeme von einer schlechten Herzfunktion
herrühren, sind zumeist auch andere Herzbeschwerden vorhanden. Man muß auch beachten, daß in diesem Zusammenhang Wasser in der Lunge austreten
kann, ein Zustand, den man nicht sieht, der aber zu
weiterer Atemnot führen kann. Das ist gefährlich und
sollte rasch schulmedizinisch behandelt werden.

Wasser in der Lunge ist gefährlich

Der Patient mit schwachem Herzen kann – vor allem
im Anfangsstadium der Erkrankung – in der Regel
selbst sehr viel zu einem besseren Funktionieren seines Organismus beitragen (Ernährung, Trinken) und er
kann sich von einer ganzheitlichen Therapie (zuerst
jedoch Basisregeneration machen) eine deutliche Verbesserung erwarten.

Ursache: Eiweißverlust

Nicht nur die Mineralien binden das Wasser an sich, sondern auch das Eiweiß, das sich im Blut befindet. Ähnlich,
wie sich ein Mineralienverlust als Wasseransammlung
äußern kann, kann sich auch der Verlust und der starke
Mangel an Eiweiß in Ödemen zeigen. Als Ursache kommen hauptsächlich die Niere oder eine Krebserkrankung in Betracht. Eine rasche Diagnose ist notwendig!
Durch eine geschädigte Niere kann man Eiweiß verlieren, was mit einem einfachen »Harnstreifen« zu diagnostizieren ist. Im Rahmen einer Krebserkrankung
kommt es deswegen zu Ödemen, weil der Krebs –
ähnlich einem Parasit – dem Körper das Eiweiß weg-
frißt, das dann fehlt. Meist sind Appetitlosigkeit und
Gewichtsabnahme schon vorher vorhanden gewe-

Eine rasche Diagnose ist notwendig

sen, so daß die Verdachtsdiagnose allein aus diesen Umständen heraus erstellt werden kann.

Ödeme durch Lymphstau

Nach einer Verletzung, durch eine Narbe (die den Abfluß behindert), durch zuviel Sitzen (gleichzeitig zu wenig Sport), durch einschneidende Kleidungsstücke (Strümpfe, Socken) oder ähnliche Dinge kann es zu einer Störung des Lymphabflusses kommen.

Die Lymphe ist eine farblose Flüssigkeit, die – ähnlich wie das Blut in den blauen Venen – immer in Herz-Richtung fließt. Wenn dieser Fluß behindert wird, staut sich Lymphe zurück und in der Folge tritt sie aus den winzigen, dünnwandigen, unsichtbaren Lymphgefäßen aus, was dann als »Wasser im Gewebe« oder als Ödem auffällig wird.

Die richtige Behandlung ist eine Lymphdrainage: Das ist eine Massage, die fachgerecht erlernt sein muß. Mit temperiertem Druck und Rhythmus wird der Fluß wieder in Gang gebracht. Wenn (zum Beispiel durch eine Narbe) die Gefäße völlig zerstört sind, muß man durch konsequente Massage den Körper dazu bringen, neue Lymphgefäße zu bilden, die dann das Hindernis umgehen.

Das sind die hauptsächlichsten Gründe für Ödeme oder »Wasseraustritt ins Gewebe«. Immer sollte zuerst geklärt werden, was an den Ödemen schuld ist, damit stets ursächlich behandelt werden kann.

Eine Lymphdrainage ist eine Massage-Methode, die den Lymphfluß wieder in Gang bringt

Parodontose

Das ist eine Krankheit des Zahnfleisches: Es geht zurück, tut manchmal weh, blutet leicht oder ist an einer oder mehreren Stellen entzündet.

Bei Parodontose muß man Zahnstein und Zahntaschen entfernen lassen

Zuerst sollte der Zahnarzt befragt werden, denn oft sind Zahnstein oder größere Zahntaschen, in denen sich Speisereste und Bakterien ansammeln können, oder andere lokale Dinge vorhanden. Manchmal muß man auch den Zahnarzt wechseln, weil nicht jeder auf Parodontose spezialisiert ist.

Sollte das nichts bringen, dann sind wichtige ganzheitliche Aspekte in Betracht zu ziehen: Die Ernährung und die Bakterien. Obwohl auch das von Fall zu Fall verschieden ist, besteht die richtige Behandlung meist aus dem Weglassen des Zuckers, der Gabe von Vitaminen und der Züchtung der richtigen Bakterien, die die Mundschleimhaut besiedeln und dort für Ordnung sorgen sollen.

Zahnärztliche und die angeführten ganzheitlichen Maßnahmen zusammen bringen in den allermeisten Fällen den Erfolg.

Pilze (Hautpilz, Scheidenpilz, Fußpilz)

Lokale, äußerliche Pilzinfektionen behandelt man am besten mit den üblichen Salben etc. Wenn das tatsächlich nichts bringt, kann man es mit Propolis (Bienen-Antibiotikum) oder kolloidaler Silberlösung versuchen.

Ein »Pilz-Milieu« entsteht durch Zucker und Antibiotika

Wenn jemand an immer wiederkehrendem Pilzbefall leidet, herrscht ein »Pilz-Milieu« vor, das hauptsächlich durch Zucker und Antibiotika geschaffen wird. Das Reservoir befindet sich fast immer im Darm, so daß man durch lokale Behandlung lediglich kurzzeitige Resultate erzielt. Das gilt vor allem für den Scheidenpilz.

Die Behandlung besteht aus zwei Schritten. Erstens muß das Immunsystem aufgebaut werden: Basisregeneration (Ernährung, Vitamine höherdosiert, Eigen-

blut-Injektionen mit Sauerstoff-Ozon-Gemisch).
Zweitens muß die Bakterienflora aufgebaut werden.
Pilze haben dort nur dann eine Lebensbedingung,
wenn die Bakterien schwach sind.

Es gibt zahlreiche Diäten und Anti-Pilz-Kuren. Bitte
beachten Sie einen Grundsatz: Es ist nicht so wichtig,
jeden Pilzfaden auszurotten, denn das wird man nicht
schaffen. Es ist viel wichtiger, den Organismus Herr
der Lage werden zu lassen. Wenn das tatsächlich
geschehen ist – was können ihn dann noch ein paar
Pilzfäden stören? Bitte nicht zu sehr die Krankheit
behandeln, sondern viel mehr die Gesundheit fördern! Gute Gesundheit gibt keinen Platz für Krankheit.
Verzetteln Sie sich nicht in langatmigen Diäten, die
meist nicht das erreichen, was die Basisregeneration
in drei Wochen schafft.

Nicht in langatmigen Diäten verzetteln

Schwere Darminfekte müssen mit Nystatin behandelt
werden (Arzt) und allgemeine Pilzinfektionen (Organe) mit Anti-Pilz-Mitteln (ähnlich wie Antibiotika),
wenn es der Organismus mit der Basisregeneration
allein nicht geschafft hat.

Polyarthritis (siehe »Arthritis«)

Prostata-Entzündung

Die Prostata-Entzündung ist eine sehr lästige, oft psy-
chisch mitbedingte Erkrankung jüngerer Männer.
Schulmedizinisch ist fast nichts zu machen, weil
Antibiotika – auch wenn tatsächlich Bakterien im
Spiel sind – die Krankheit nicht wesentlich beein-
flussen können. Oft beginnt die Prostata-Entzündung
mit einer Unterkühlung, wird nicht gleich behandelt

161

sondern vernachlässigt, und geht im Lauf der Zeit deshalb nicht leicht weg, weil der Patient dann dauernd seine Aufmerksamkeit auf diese lästige Sache lenkt. Dagegen helfen Fußreflexzonenmassagen und andere ähnliche »energetische« Behandlungen, Magnetfeld, Wärmebestrahlungen etc. sehr viel besser, natürlich zusammen mit einer Basisregeneration, weil es sich ja um eine chronische Entzündung handelt und schon allein die Tatsache, daß der Organismus sie nicht ausheilen konnte, dafür spricht, daß die Abwehrleistung des Körpers zu schwach ist.

Energetische Behandlung wie z. B. Wärme oder Magnetfeld helfen

Prostata-Vergrößerung

Eine Prostata-Vergrößerung betrifft ältere Männer

Im Alter beginnt sich die Prostata-Drüse üblicherweise zu vergrößern. Dadurch wird der Harnfluß behindert, oft ergibt sich auch ein Rückstau und die Blase wird nicht mehr ganz entleert. Wenn sie nach der Entleerung aber halb voll bleibt, genügt immer nur wenig zusätzlicher Harn, um sie ganz voll zu machen. Die Folge davon ist, daß man des nachts öfter aufstehen muß, um sie wieder (halb) zu entleeren.

Ich muß sagen, daß die Prostata-Vergrößerung eine Erkrankung älterer Männer ist und man sie eigentlich nicht rückgängig machen kann. Mir sind auch keine wirklichen naturmedizinischen Abhilfen bekannt. Die landläufigen Maßnahmen wie kleinblütiges Weidenröschen, Kürbiskerne, Sabal (Prostagutt) etc. bringen nur selten so viel, als daß ich sie hier als Therapie propagieren möchte. Es gibt akzeptable schulmedizinische Mittel, die Ihnen der Urologe sagen wird. Damit es aber nicht krebsig entartet (richtiger ausgedrückt: damit die Chancen besser sind, daß es nicht krebsig entartet), sollte man gesundheitsfördernde Therapien machen, auch wenn man sich nicht krank fühlt.

Schwäche

Damit ist körperliche Schwäche, Müdigkeit, Energie-mangel etc. gemeint. Natürlich ist Schwäche nur ein Symptom, eine Erscheinung von etwas anderem. Zum Beispiel tritt Schwäche auf, wenn man Krebs hat, – aber das ist nur ein selteneres Beispiel. Es muß nicht gleich so eine gravierende Erkrankung sein. Man muß die Grundkrankheit finden und beheben, damit die Schwäche vergeht.
Ein Mangel kann ebenfalls die Ursache für Schwäche sein. Die häufigsten Mängel sind Eisen, Vitamine, Mineralien etc. Bei Vitaminmängeln muß man beachten, daß es häufig nicht nur an einem einzigen, sondern an mehreren Vitaminen fehlt. Wenn Sie schon Vitamine beziehungsweise ein Vitaminpräparat versucht haben, kann es durchaus sein, daß sie zu wenige Vitamine in der falschen Dosierung eingenommen haben. Fast als wäre es Absicht, gelingt es der Industrie immer wieder, derartige unzureichende Medikamente zu erzeugen.
Wenn aber nur ein bergab gegangener Gesundheitszustand die Ursache der Schwäche ist, wird eine Basisregeneration erfolgreich sein (siehe dort).

Bei körperlicher Schwäche fehlen Eisen, Vitamine und Mineralien

»Seltsame Beschwerden«

Es ist mir ein Bedürfnis, dieses Kapitel zu schreiben. Der Grund dafür ist, daß in der heutigen Medizin eine große Anzahl von Krankheiten aufgelistet wird. Trotzdem kommt es relativ häufig vor, daß Patienten an etwas leiden, das in keines der bisherigen Kapitel fällt. Normalerweise kann dann auch kein Arzt etwas damit anfangen. Diese Menschen wandern dann von Arzt zu Arzt, und weil sich keiner auskennt, kann keiner helfen und die Patienten sind oft ganz verzweifelt.

Hier kommen uns Naturheilkunde und Ganzheitsmedizin sehr entgegen. Wiederholen wir noch einmal die Definition von Naturheilkunde aus dem »Kleinen Brockhaus«: »Lehre der Krankheitsbehandlung, die auf die Steigerung der dem Menschen innewohnenden Naturheilkräfte (Selbstheilungskräfte) hinzielt. Diese müssen unterstützt, krankheitsfördernde Faktoren ausgeschaltet werden.«

Man muß die Selbstheilungskräfte anregen und die krankheitsfördernden Faktoren ausschalten

Sie sehen, daß man eine Krankheit auf zwei Arten behandeln kann. Man kann einerseits die Ursachen (krankheitsfördernden Faktoren) ausschalten und andererseits die Selbstheilungskräfte (der Natur des Menschen) so anregen, daß diese die Krankheit besiegen.

Wie Sie aus dem Kapitel über die Basisregeneration wissen, hat man bei chronischen Krankheiten als Patient schon über längere Zeit Fehler begangen, die sich dann über die Jahre aufgestaut haben, um schließlich als Krankheit ans Tageslicht zu kommen.

Die Natur hält sich nicht an die künstliche Einteilung von Krankheiten, die der Mensch aufgestellt hat. Daher können selbstverständlich auch Beschwerden auftreten, die noch nicht da waren, die noch niemand notiert und in Katalogen niedergeschrieben hat. Aber aufgrund der Tatsache, daß wir nur die Selbstheilungskräfte anregen müssen, haben wir ausgezeichnete Chancen, daß dadurch die Krankheit – wie immer sie auch heißt – verschwindet. Man kann es nicht oft genug wiederholen: Nur die Selbstheilungskräfte heilen. Niemand anderer kann das. Deshalb können heute chronische Krankheiten auch nicht ausgeheilt werden, weil man nicht das Immunsystem stärkt, sondern nur die Symptome behandelt.

Bei den »seltsamen Beschwerden« tun wir nichts anderes, als den herabgesetzten körperlichen Zustand wieder zu steigern. Mit anderen Worten: Wir gehen sozusagen in die Zeit zurück, wo die Selbstheilungskräfte in guter Verfassung waren. Dieses verbesserte, »verjüngte« Immunsystem übernimmt dann die Arbeit und führt Heilung herbei. Denn im Grunde war es das verschlechterte Immunsystem, die herabgesetzten und bereits behinderten Selbstheilungskräfte, die das Entstehen einer Krankheit zugelassen haben. Also gilt es, das wieder in Ordnung zu bringen, alles andere läuft von selbst – und dazu brauchen wir keinen Krankheitsnamen.

Unbekannte Krankheiten kann man oft erfolgreich mit Ganzheitsmedizin behandeln

Tinnitus, Ohrensausen (siehe Hörsturz)

Trigeminus-Neuralgie

Das Wort »Neuralgie« bedeutet »Nervenschmerz«. Der Trigeminusnerv sitzt im Gesicht. Meistens ist nur eine Seite betroffen. Bei der geringsten Berührung, bei Kälte oder auch ganz ohne auslösenden Reiz leiden die Patienten unter starken Schmerzen. Die Ursache ist zumeist unbekannt.

Die derzeitige Behandlung besteht aus schmerzstillenden Medikamenten. Man sollte auf jeden Fall Zähne und Kiefer untersuchen, ob nicht doch ein

Mit viel Vitaminen und einer Behandlung mit dem Soma-Dyne-Gerät können die Beschwerden verschwinden

versteckter Herd der Auslöser ist. Wenn nicht, so kenne ich nur eine sehr gute, zielführende Methode: Unter der Gabe von reichlich Vitaminen eine Behandlung mit dem Gerät Soma-Dyne. Ich habe gesehen, wie nach acht bis zehn Behandlungen die Beschwerden für mehrere Jahre oder sogar für immer verschwunden waren!

Übergewicht

In den häufigsten Fällen ist das Übergewicht eine Folge der Überernährung. Das Gewicht besteht meistens aus zuviel Fett. Der Organismus speichert ein Zuviel an zugeführter Energie als Fett. Es gibt massenhaft Diätvorschläge, aber im Prinzip lautet die Devise: Weniger essen! Genauer gesagt heißt das, man sollte so viel essen, daß der Körper ein wenig Reserve angebaut hat, aber in weiterer Folge nur soviel, daß man nicht mehr zu sich nimmt, als der Organismus Energien braucht. Ißt man mehr, wird es als Reserve gespeichert.

Viele Menschen, die schon häufig versucht haben abzunehmen, sind ganz verzweifelt über ihre vergeblichen oder unzureichenden Versuche, das Übergewicht in den Griff zu bekommen. Es gibt auch eine andere Lösung: Man kann mehr verbrauchen. Da es eine Angelegenheit der Balance zwischen der Menge an zugeführter beziehungsweise verbrauchter Energie ist, kann man das Gleichgewicht wiederherstellen, indem man den Energieverbrauch des Gesamtorganismus steigert: Zum Beispiel täglich zwanzig Minuten langsam laufen. Zugleich mäßig und gesund essen. Dann müßte man abnehmen. Diese Maß-

Wer abnehmen möchte, muß mäßig und gesund essen und mehr Energie verbrauchen

nahme ist wahrscheinlich wertvoller als nur »weniger essen«. Bitte lesen Sie dazu auch das Kapitel »Sport« (siehe Seite 189).

Manche Frauen nehmen wegen hormoneller Schwierigkeiten nicht mehr ab. Früher war es ihnen noch gelungen abzunehmen, aber eines Tages ging es nicht mehr. Meistens tritt diese Situation nach oder bei der Einnahme von Hormonpräparaten auf. Es kann aber auch sein, daß das Hormonsystem durch das Absinken des Gesundheitszustandes außer Tritt geraten ist.

Wenn die Situation noch nicht gravierend ist, genügt eine gut gemachte Basisregeneration. Sport hilft zusätzlich. Hochdosiertes Vitamin B_6 kann die Hormonsituation regulieren. Frischzellen würden es mit hoher Wahrscheinlichkeit tun. Aber den meisten Menschen in dieser Lage wird der mühevolle Weg über den Sport nicht erspart bleiben.

Venen-Entzündung

Die Venen transportieren das Blut zurück zu Lunge und Herz. Wenn der Blutfluß zu langsam wird, kann es zu Stauungen kommen und im Anschluß daran zu Gerinnseln, das heißt das Blut stockt. Danach folgt die Entzündung des verletzten Areals.

Das Wichtigste ist daher immer (als Vorbeugung), den Blutfluß aufrechtzuerhalten, indem man regelmäßig Bewegung hat und einen Stau, zum Beispiel durch langes Sitzen, vermeidet. Gefährdet ist man, wenn Krampfadern vorhanden sind. Besonders anfällig ist man nach Operationen, weil man sich in dieser Zeit in der Regel wenig bewegt.

Durch regelmäßige Bewegung kann man Blutstau vermeiden

*Bei Venen-
entzündungen
helfen Salben und
Alkoholumschläge*

Wenn man eine Venenentzündung erst einmal hat, muß man die einschlägigen Salben benützen, die der Arzt verschreibt. Auch kühle Alkoholumschläge helfen.

Es besteht immer eine gewisse Gefahr, daß sich so ein Blutgerinnsel loslöst und in die Lunge gerät. Die zweite Gefahr bei einer Venenentzündung liegt darin, daß sich der Stau ausweitet und eine bläuliche Verfärbung eintritt. Man sollte daher das entzündete Areal beobachten und stets im Bilde sein, ob sich die Entzündung ausbreitet oder zurückgeht. Sobald man merkt, daß

*Eine Entzündung
muß man beob-
achten, denn es
besteht die
Gefahr eines
Blutgerinnsels*

die Entzündung größer wird, speziell wenn sie in Richtung Becken aufsteigt, sollte man sich sofort in Spitalsbehandlung begeben, weil nur dort effektive Behandlungen (blutgerinnungshemmende Mittel alle acht Stunden etc.) durchgeführt werden und weil bei plötzlicher Verschlechterung gleich die richtigen Gegenmaßnahmen getroffen werden können.

Kurz gesagt: Die Erkrankung ist nicht ungefährlich, und im akuten Fall sollte man eher den Arzt konsultieren als abzuwarten – Akutfall = Schulmedizin.

Wenn man an Krampfadern leidet und immer wieder kleine Entzündungen bekommt, kann man sich von Zeit zu Zeit mit guten Erfolgsaussichten Blutegel ansetzen lassen. Die Entzündungen (auch die Schmerzhaftigkeiten) werden dann deutlich seltener sein oder sogar ganz aufhören!

Verstopfung

Durch jede Form der Darmträgheit wird der Stuhl langsamer transportiert, so daß er schließlich zu sehr eindickt und stockt. Das nennt man dann im allgemeinen Verstopfung.

168

Zuerst würde ich versuchen, mehr zu trinken. Man glaubt es nicht, wie oft dieser einfache Fehler Ursache für eine Verstopfung ist.

Wer zu wenig trinkt, leidet oftmals unter Verstopfung

Häufig leiden jedoch die Patienten auch an anderen Erscheinungen, so daß eine Basisregeneration, die ja bekanntlich den Gesamtorganismus regeneriert, all diese Dinge verbessert beziehungsweise in Ordnung bringt. Sollte das auch nicht genug sein, muß man seine Ernährung noch deutlicher umstellen, als es bei der Basisregeneration verlangt wird: Ein frisch geschrotetes Müsli (nach Dr. Max O. Bruker) behebt die Situation dann in der Regel völlig.

Verstopfung kann auch auf falsche Darmbakterien zurückzuführen sein, oder sie ist eine Folge einer anderen Krankheit oder eines zu langen Darmes.

Wasser im Gewebe (siehe »Ödeme«)

Wirbelsäulen-Beschwerden (siehe auch »Gliederschmerzen«, »Listhese«)

Sehr viele Beschwerden, die an anderen Körperstellen auftauchen, können in Wahrheit von der Wirbelsäule kommen.

Die Wirbelsäule ist ein Schock-Absorber, ähnlich wie ein Stoßdämpfer, dadurch werden die Energien aus anderen Körperteilen oft in den Gelenken der Wirbelsäule gespeichert. Das führt dazu, daß sich die Wirbelsäule ihrerseits von der Gesundheit entfernt und zu einer eigenen Quelle von Schwierigkeiten werden kann. Denken Sie bei den folgenden Beschwerden auch – oder oft sogar in erster Linie – an die Wirbelsäule als Ursache.

Die Wirbelsäule fungiert als Stoßdämpfer

169

Halswirbelsäule: Kopfschmerzen, Migräne, Augen-schmerzen, Schwindel, Augenflimmern, andere Seh-störungen, Schmerzen im Nacken, in den Schultern (Schulter-Arm-Syndrom), Schmerzen oder Prickeln die Arme hinunter, Schmerzen oder Prickeln in den Fingern.

Brustwirbelsäule: Herzbeschwerden (sehr leicht zu ver-wechseln, besonders bei jüngeren Patienten), Stechen in Herz- oder Lungenregion, gürtelförmiger Schmerz oder Prickeln im Brustkorbbereich, Bauchschmerzen.

Lendenwirbelsäule: »Kreuzweh«, Unterbauchbe-schwerden, Unterleibsbeschwerden bei Frauen, Bla-senbeschwerden, Schmerzen in der Beckenregion, ischiasartige Schmerzen, Krämpfe in den Beinen (wenn Magnesium nicht hilft), Prickeln in den Schen-keln oder Beinen (meist einseitig).

Ein Masseur muß spüren, wie er Sie massieren muß – oder er ist der falsche für Sie

Massagen können Abhilfe schaffen. Am besten ist es, Sie suchen sich privat einen guten Masseur, der auch andere als die üblichen Massagen beherrscht. Der Masseur wird selbst spüren, wie er massieren muß – oder er ist der falsche für Sie.

Nur wenige Orthopäden können eine Wirbelsäule mit den Händen gut diagnostizieren und abtasten. Diese Ärzte können dann auch manipulieren und not-falls »knacksen«. Diese Behandlung sollte immer eine Hilfe sein, die man rasch spürt.

Zuckerkrankheit, Diabetes mellitus

Die Zuckerkrankheit ist natürlich eine ernährungs-bedingte Erkrankung.

Sie ist die Folge der sogenannten »Zivilisationskost«, die so sehr von der richtigen Ernährung des Menschen abweicht, daß diese Krankheiten provoziert werden und häufig entstehen. Die Zuckerkrankheit nimmt von Generation zu Generation zu, was manche Forscher zu der Annahme geführt hat, daß sich die schlechte Ernährung der Eltern auf den Gesundheitszustand der Kinder auswirkt.

Diabetes ist eine Zivilisationskrankheit

Die Bauchspeicheldrüse ist zu schwach oder ist durch ein Zuviel an »leicht aufschließbaren Kohlenhydraten« (Zucker, Weißmehle) überfordert worden, so daß sie nicht mehr genug Insulin produzieren kann. Sicherlich gibt es angeborene Faktoren, die diese Krankheit begünstigen. In seltenen Fällen ist dieser Faktor so stark, daß bereits Kinder erkranken – juveniler Diabetes. Aber in den meisten Fällen hat man sich die Krankheit selbst gemacht. Vielleicht hat man es nicht besser gewußt, aber das ändert nichts an der Tatsache. Ist die Krankheit bereits voll zum Ausbruch gekommen, muß man Medikamente nehmen oder Insulin spritzen.

In den Anfangsstadien kann man die Zuckerkrankheit durch rasche und konsequente Ernährungsumstellung abfangen, aber man weiß dann, daß man dazu neigt und muß Zucker komplett aus der Nahrung streichen. Ist die Krankheit nicht mehr wegzukriegen, besteht das Hauptproblem in den sogenannten »Spätfolgen«. Das sind hauptsächlich alle Spielarten der Adernverkalkung (siehe Arteriosklerose), aber auch raschere Alterung der Gelenke, der Venen und anderer Teile des Organismus. Die Verkalkung äußert sich in hohem Blutdruck, Herzerkrankungen, Durchblutungsstörungen in den Beinen (Zehen) und im Gehirn. Diese Folgen treten erst nach Jahren bis Jahrzehnten auf. Aber genau aus diesem Grund sollte man möglichst früh mit den Vorkehrungen beginnen!

Ein Hauptproblem sind die Spätfolgen

Zur schulmedizinischen Therapie sind zusätzliche Maßnahmen notwendig!

Es genügt nicht, eine Diät zu machen. Eine Diät ist ein »Sich-nach-der-Situation-richten«. Es gibt Magen-, Leber-, Galle-, Nieren-Diäten; leider sind diese Maßnahmen keine echte Verbesserung der Ernährung, sondern sie dienen lediglich dazu, mit der jeweiligen Krankheit leichter zurecht zu kommen. Gerade aber bei Diabetes ist eine Verbesserung/Veränderung des Speiseplanes besonders wichtig, weil sich diese Krankheit auf einer fehlerhaften Ernährung aufbaut. Meistens wird dem Patienten heute geraten, Kohlenhydrate zu meiden und Fleisch zu essen. Aber gerade das fördert die Arterienverkalkung. Die richtigen Vorschläge gehen sicher in die Richtung der »Körnerkost«. Man kann Kohlenhydrate essen, aber nur in der natürlich vorkommenden Form, sonst nicht! (Siehe »Ernährung«, Seite 174). Diese Maßnahme hat außerdem den Vorteil, die Schwankungen des Blutzuckers deutlich zu verringern, so daß man mit den Medikamenten (Insulin) nicht so hektisch kompensieren muß. Durch die fehlenden Schwankungen werden auch die Spätfolgen hinausgezögert!

Andere Maßnahmen: Vitamine zusätzlich zur Ernährung, speziell B_3 und C; Basisregeneration alle ein bis zwei Jahre, weil die Zuckerkrankheit ständig die Gesundheit untergräbt. In fortgeschrittenen Fällen, wo bereits Durchblutungsstörungen vorhanden sind, werden Ozon- und Chelat-Therapie von großem Nutzen sein (siehe »Arteriosklerose«, Seite 43 und »Durchblutungsstörungen«, Seite 87).

Diabetes baut sich auf einer fehlerhaften Ernährung auf, die Veränderung des Speiseplanes ist besonders wichtig

4 Wichtiges für Ihre Gesund-
heit

Meine Patienten fragen mich immer wieder, was sie zur Erhaltung/Wiedererlangung der Gesundheit tun können. Ich möchte meine Ratschläge auch an Sie, liebe Leser, weitergeben. Dabei geht es mir nicht nur um die Ernährung, die wichtige Bakterienflora und den Sport. Es ist mir ein besonderes Anliegen, Sie auch über den richtigen Umgang mit Medikamenten und »Drogen« zu informieren.

Das Thema »menschliche Ernährung« ist beinahe unerschöpflich. Man liest die unterschiedlichsten Dinge und es gibt einige Verwirrung auf diesem Gebiet. Die einen sagen, Brot sei schlecht, andere wiederum heilen fast jede Krankheit durch Brotessen. Dazu kommt noch, daß in der Medizin das Wort »Diät« lediglich als Bezeichnung für eine Schonkost gebraucht wird, also zum Beispiel als Gallen-Diät (Schonkost für Gallen-Operierte) oder Magen-Schonkost (für Magen-Empfindliche) etc. Der Begriff Diät ist also nicht gleichzusetzen mit gesunder, richtiger Ernährung. Eine Diät dient nur dazu, mit der jeweiligen Krankheit besser zurecht zu kommen.

Eine Diät hilft dabei, mit einer Krankheit besser zurecht zu kommen

Aber was Sie wissen wollen ist: Wie bleibe ich gesund oder womit werde ich gesund?

173

Chronische Krankheiten sind ernährungs- bedingt

Fast alle heutigen chronischen Krankheiten sind ernährungsbedingt. Den meisten Menschen ist überhaupt nicht bewußt, was sie anrichten, wenn sie einkaufen gehen, die gängigen Angebote nach Hause tragen und sich danach richten, was billig ist, was normal ist, was sie gewöhnt sind oder wofür Werbung gemacht wird. Die Menschen erkennen nicht den Zusammenhang zwischen täglicher Nahrung und den Beschwerden, die sie – meist erst Jahrzehnte später – zum Arzt führen. Oft müssen sie dann schon als chronisch Kranke in dessen Behandlung bleiben. Wenn Sie diesen Weg nicht gehen möchten, lesen und befolgen Sie bitte das nachstehende Kapitel.

Gibt es die »richtige Ernährung«?

Die Ernährung des Menschen ist nicht genau definiert. Man kann nur sagen, unter welchen Umständen der Organismus am besten gedeiht. Man kann einen Rahmen definieren, in dessen Grenzen jeder Mensch seine eigene Nahrungszusammenstellung finden sollte. Aber wahrscheinlich werden Sie feststellen, daß diese für Sie persönlich richtige Ernährungsform nicht mit den Eßgewohnheiten übereinstimmt, die Ihnen anerzogen wurden, an die Sie sich mittlerweile gewöhnt haben und die als normal oder allgemein üblich gelten.

Gemüse, Salat und Obst sollten die Haupt- bestandteile der Ernährung sein

Die »Säulen« der gesunden Ernährung

1. Gemüse, Salate, Obst: Diese Nahrungsmittel sollten mengenmäßig im Vordergrund stehen. Man braucht Wurzelgemüse genauso wie Blattgemüse. Sie sollten jedenfalls immer wieder etwas »Grünes« essen. Rohkost ist vorzuziehen und sollte immer

174

vor erhitzten oder gekochten Speisen gegessen werden.

2. Kohlenhydrate: Das sind Energiespender, das heißt der Organismus verbrennt sie, um Energie zu erzeugen. Dazu gehören zum Beispiel Getreide (Reis, Weizen, Hafer, Gerste etc.), Kartoffeln u.a. Je mehr die Lebensmittel vor dem Verzehr bearbeitet werden, desto mehr verlieren sie an Wert. An letzter Stelle steht hier der Zucker, der ein reines Industrieprodukt ist und die Gesundheit am meisten untergräbt, wenn man ihn regelmäßig zu sich nimmt.

3. Fisch und Fleisch: Jeder Mensch braucht unterschiedlich viel davon (das ist auch von Zeit zu Zeit verschieden), aber eines kann man mit Sicherheit sagen: Fisch und Fleisch sollten eher die »Garnierung« und keinesfalls das Zentrum der Speisen sein (wie es derzeit leider üblich ist).

Fisch, Fleisch und Milchprodukte sollten eher als Garnierung dienen

Die meisten Milchprodukte (Milch, Käse, Joghurt) gehören ebenfalls in diese Kategorie (Eiweiß, Proteine). Wenn man an keiner (oft unterschwelligen) Unverträglichkeit leidet, gehören Milchprodukte auch nur zur »Garnierung« der unter Punkt 1. und 2. angeführten Speisen.

Beachten Sie bei Ihrem Speiseplan, daß es Nahrungsmittel (Punkt 1. bis 3.) und Genußmittel gibt. Leider ernähren sich heute viele Menschen hauptsächlich von Genußmitteln, was ihre Gesundheit dauernd unterminiert.

Dennoch muß ich nochmals festhalten: Die individuelle Nahrungszusammenstellung kann variieren, also von Mensch zu Mensch ziemlich unterschiedlich sein. Der Organismus hat gelernt, sich mit dem bisher Angebotenen zu arrangieren und das Beste daraus zu machen. Aus diesem Grund wird man bei älteren Leuten eher nicht mehr viel verändern, weil sonst mehr Schwierigkeiten entstehen als man Nutzen davon hat. In diesen Fällen wird man nur die notwendigsten Korrekturen vornehmen.

Individuelle Ernährung hängt vom »Stammbaum« ab

Die unterschiedliche Nahrungszusammenstellung hängt natürlich auch vom »Stammbaum« des jeweiligen Menschen ab. Grob und vereinfacht gesagt wird ein Eskimo aus einer anderen Ernährungsform den besten Nutzen ziehen als ein Asiate, der einen »Reis-Hintergrund« hat.

Aber in jedem Fall ist die heute übliche Zivilisationskost keine Grundlage für die Gesundheit.

Ernährung als Therapie

Selbstverständlich kann man die gängigen Zivilisationskrankheiten mittels Ernährungsumstellung behandeln. In den meisten Fällen genügt es aber nicht mehr, es »jetzt richtiger« zu machen, denn man leidet bereits unter den Folgen jahrzehntelanger Fehler. Also muß man mehr tun. Das Wie ist von Fall zu Fall sehr unterschiedlich, also kann ich Ihnen keine Patentlösung anbieten, aber ich kann Ihnen den Weg vorzeigen und Ihnen eine Idee vermitteln, wie einschneidend die Veränderung sein muß, damit Heilung eintritt.

Zuerst muß man die hauptsächlichen Fehler »umdrehen«. Wenn jemand zum Beispiel viel Fleisch und wenig Gemüse gegessen hat, muß man praktisch für geraume Zeit zum Vegetarier werden. Zusätzlich müssen naturmedizinische Verfahren angewendet werden, um das Gewebe zu »entsäuern« und Mängel auszugleichen. Man begibt sich in die Hände eines Arztes, der das kann, oder geht in eine Kuranstalt,

Naturmedizinische Verfahren helfen dabei, das Gewebe zu »entsäuern«

wenn die Krankheit schon einen gewissen Schweregrad erreicht hat. Zusätzliche Maßnahmen werden
Präparate mit Vitaminen und Pflanzenstoffen sein, die
geeignet sind, den Schaden »umzudrehen«. Der Patient hat jahrzehntelang einen extremen Mangel an
tausenden Pflanzenstoffen an seinem Organismus
verbrochen, diese Mängel müssen aufgefüllt werden.
Es handelt sich dabei nicht um Vitamine im landläufigen Sinn, weil es viel mehr Stoffe gibt, die nicht
bekannt, benannt und bezeichnet sind, zum Beispiel
Grünblättersäfte oder entsprechende Präparate wie
»Green Kamut« oder »Juice Plus« etc. Zusätzlich sind
Einläufe (zur Entgiftung) und die Züchtung der besseren Darmbakterien notwendig.

*Ernährungs-
mängel müssen
ausgeglichen
werden*

Nur Konsequenz führt zum Ziel

Sie müssen verstehen: Es muß sich ein völlig neues
Milieu einstellen, es müssen optimale Verhältnisse
hergestellt werden, die Zellen brauchen Zeit sich
umzugewöhnen, zu regenerieren und die Ordnung
wiederherzustellen. Man muß durch das Erzwingen
der Gesundheit die Krankheit ausmerzen. Durch Ihre
konsequenten Gesundheitsbemühungen müssen die
als »normal« in den Organismus eingefurchten Krank-
heitsabläufe überholt werden.

Wenn also Ernährung als Therapie eingesetzt wird,
dann sehr konsequent, lange genug und kombiniert
mit den passenden naturmedizinischen Maßnahmen.
Vergessen Sie nie: Erst das ganze Konzept kann Krankheit ausmerzen. Schwerere Krankheiten gehören zur
Kur in ein geeignetes Sanatorium.

Aber wenn alles konsequent gemacht wird, wenn
man (von ärztlicher Seite) keinen Faktor übersieht, ist
es durchaus möglich, Krankheiten wie chronische

177

Polyarthritis, Immun-Erkrankungen, Allergien oder einen kleinen Krebs auszuheilen. Die Chancen hängen vom Schweregrad der Erkrankung ab. Wenden Sie sich in diesen Fällen aber bitte immer an einen kompetenten Arzt oder eine Kuranstalt.

Ernährung nach Dr. Bruker

Bei mittelschweren Krankheiten kann man sich Bücher, zum Beispiel von Dr. Max O. Bruker (und eine Getreidemühle) kaufen und die angegebenen Regeln strikt befolgen. Aber Achtung: Anfangs können Kopfschmerzen, Blähungen oder Bauchschmerzen auftreten und man wird zur Überzeugung gelangen, daß alles falsch ist. Bitte geben Sie nicht auf! Leider ist das bei uns Menschen so: Jede eingeführte Veränderung muß mit Konsequenz gegen innere und andere Widerstände durchgeführt werden. Nur die Person wird es schaffen, die stark genug ist, durch eine »Entwöhnung« durchzugehen und eine »neue Gewohnheit« bei sich zu etablieren. Schließlich ist es nur der Zufall der Geburt, daß Sie sich in einer bestimmten Weise ernähren, nämlich so, wie es Ihre Mutter von der Großmutter gelernt hat. Wären Sie zum Beispiel im Kongo auf die Welt gekommen, wäre es ganz anders.

Wieviel und was soll man trinken?

»Leeres« Wasser eignet sich am besten, um Schadstoffe aus dem Körper zu schwemmen

Durch Trinken führen Sie dem Organismus Lösungsmittel zu, damit er seinen Abfall auflösen und ausscheiden kann. Daher sollte die Flüssigkeit, die man zu sich nimmt, wenig beziehungsweise nichts enthalten, damit sie vom Körper auch tatsächlich als »Lösungsmittel« für Schadstoffe genutzt werden kann.
Möglichst leeres Wasser (also auch nicht Mineralwasser) eignet sich am besten. »Volvic« ist das leerste Was-

ser, das es derzeit auf dem Markt gibt. Natürlich können Sie auch Kräuter- und Früchtetees verwenden.

Leider trinkt man heute fast ausschließlich Getränke, die viele verschiedene Stoffe (meistens sogar Zucker) enthalten. Das widerspricht völlig dem obigen Prinzip.

Als Faustregel sollten Sie täglich eineinhalb bis zwei Liter leeres Wasser trinken. Je mehr Sie sich von einer natürlichen Ernährung entfernt haben, desto mehr müssen Sie trinken. Beim idealen menschlichen Stoffwechsel entsteht mit den Abfallprodukten auch Wasser. Das passiert bei einer »Körnerkost« nach Dr. Bruker (Rohkost mit Getreide, Wurzel- und Blattgemüse). Wenn man sich aber davon entfernt hat und zum Beispiel vorwiegend ißt, was man im Restaurant bekommt, muß man erheblich mehr trinken, weil viel mehr Schlacken anfallen und weil mit den Stoffwechselendprodukten zu einem wesentlich geringeren Anteil Wasser entsteht.

Die alte Faustregel bleibt bestehen: Man sollte täglich eineinhalb bis zwei Liter trinken

Noch ein paar Bemerkungen zur Milch. Solange Kälber keine Zähne haben, bekommen Sie Nahrung in flüssiger Form und speicheln sie zudem beim Saugvorgang gehörig ein. Also: Milch ist kein Getränk, sondern ein flüssiges Lebensmittel, das die Körperflüssigkeiten eher eindickt als verdünnt!

Milch ist kein Getränk

Zucker, ja oder nein?

Ich habe im Kapitel »Krankheiten von A–Z« immer wieder Zucker als krankmachenden Faktor erwähnt. Gemeint ist damit Industriezucker, nicht jene Kohlenhydrate in ihrer natürlichen Form, wie sie in Obst, Gemüse und allen anderen natürlichen Nahrungsmitteln enthalten sind! Also ich meine ausschließlich das Industrieprodukt Zucker, das peinlichst genau von allen Vitaminen, Mineralien, Spurenelementen und Enzymen gesäubert wird und das in allen möglichen modernen »Nahrungsmitteln« enthalten ist. Selbst Köche und Hausfrauen verwenden gedankenlos Industriezucker, ohne zu wissen, daß sie unter Umständen dazu beitragen, die Gesundheit zu untergraben.

Industriezucker untergräbt die Gesundheit

Man muß bedenken, daß Zucker in der Natur in dieser Form nicht vorkommt und ein Ungleichgewicht verursacht, wenn er regelmäßig konsumiert wird. Da er ein Produkt ist, bei dem Vitamine und Mineralien hundertprozentig entfernt wurden, fragt sich der Organismus (wenn ihm Zucker als Nahrung zugeführt wird): »Wo sind die Vitamine, Mineralien, Spurenelemente und Enzyme?« Weil diese Stoffe nicht da sind und auch nicht kommen, entsteht ein Minus und in weiterer Folge ein dauerndes Manko. Dieser anhaltende Mangel führt zur Behinderung der Selbstheilungskräfte – und so wird der Boden für Krankheiten vorbereitet.

Zucker ist ein Nährboden für Pilze

Außerdem gibt es noch eine zweite krankmachende Eigenschaft des Industriezuckers: Er bildet den Nährboden für falsche Bakterien und Pilze.

Und damit nicht genug: Der Zuckergenuß führt offenbar zur Sucht. Deshalb hat man so große Schwierigkeiten, davon loszukommen. Mitunter schafft man es gar nicht ohne eine exakte Basisregeneration.

Man unterbricht mit dem Zuckergenuß einen natürlichen Kreislauf (siehe Skizze). Die Pflanze hat den umgekehrten Stoffwechsel wie der Mensch. Man könnte sagen, sie speichert für uns die Energie, die wir wiedergewinnen können. Das funktioniert aber nur, wenn wir die Pflanze essen. Die »wissenschaftliche«

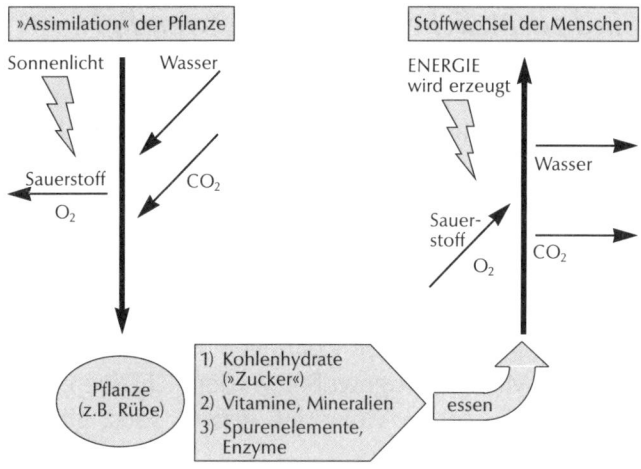

Durch Sonnenlicht, Wasser und Kohlendioxyd (aus der Luft) baut sich die Pflanze auf. In unserem Fall ist es eine Zuckerrübe. Wenn der Mensch diese ißt, läuft genau der umgekehrte Vorgang ab, wobei die Energie wieder frei wird. Diese wird von den Körperzellen zur Lösung ihrer Aufgaben benötigt.

Einteilung der Nahrung in Kohlenhydrate, Eiweiß und Fette hat dazu geführt, daß man wissenschaftlich tatsächlich geglaubt hat, daß man den Menschen mit diesen drei Kategorien ernähren kann, anstatt weiterhin mit den Produkten, die »draußen wachsen«. Mit dem, was draußen wächst, hat sich der Mensch durch Millionen von Jahre aufwärtsentwickelt. Man kann und sollte dieses Wissen nicht gedankenlos über den Haufen werfen, nur weil man glaubt, jetzt gescheiter zu sein. Bei den meisten Patienten ist die Energiegewinnung aus der täglichen Nahrung deutlich herabgesetzt. Die richtigen Verhältnisse »an der Basis« (nämlich der Energiegewinnung der Zellen) lassen sich aber wiederherstellen – das ist unter anderem ein Grund, warum die entsprechende Maßnahme den Namen »Basisregeneration« bekommen hat.

Ideal ist das, was draußen wächst

181

Sind zusätzliche Vitamine notwendig?

Leider ist es so, daß Vitamine in wirksamer Dosierung rechtlich als Medikamente gelten und nicht als Nahrungsmittelzusätze, wie es richtiger wäre. Ärzte lernen aber in ihrer Ausbildung fast nichts über Vitamine. (Vitaminkunde ist ein eigenes Wissensgebiet der Medizin) Außerdem gibt es drei abgegriffene, nichtssagende Redensarten, die Ärzte gelernt haben, die auch regelmäßig in den Zeitungen zitiert und daher von den Menschen »gewußt« werden. Ich zitiere:

Drei gängige falsche Aussagen

• »Nicht zu viel an Vitaminen geben, sonst gibt es eine Überdosierung.«
• »Wenn schon Vitamine geben, dann möglichst nur ein Vitamin gezielt verabreichen.«
• »Mit gemischter Kost nehmen die Menschen genug Vitamine zu sich.«

Diese drei Aussagen sind falsch. Ich will Ihnen sagen warum.

1. Unsere Nahrung allein ist heute aus vielerlei Gründen nicht mehr ausreichend. Lebensmittel werden, damit sie nicht »verderben« können, von Vitaminen befreit (Zucker, Mehl etc.). Obst und Gemüse werden unreif gepflückt (Vitaminmangel), »liegen sich weich«, werden weit transportiert, verlieren dadurch an Frische und nochmals an Vitaminen. Außerdem besteht die allgemein übliche »moderne« Ernährung zum größten Teil aus »Genußmitteln« und enthält diverse Chemikalien. Aber Vitamine und Chemikalien sind Gegenspieler! So entstehen gravierende Vitaminverluste im menschlichen Körper.

2. Medikamente (Chemikalien) verursachen einen Mehrbedarf an Vitaminen! Ein Beispiel dazu: Aspirin

(ein fieberunterbrechendes, entzündungsbehin-
derndes, gerinnungsstörendes Medikament) verbraucht rasch Vitamin C. Dann hat der Hersteller
Vitamin C hinzugefügt. Jetzt heißt das Mittel »Aspirin C«. Der Patient glaubt, zusätzliches Vitamin C
gegen den grippalen Infekt einzunehmen. Aber die
Menge des zugesetzten Vitamins in »Aspirin C«
genügt nur, um den erhöhten Bedarf abzudecken,
der durch die Einnahme des Medikaments entsteht!

Medikamente verursachen Vitaminverlust

3. Nicht ausgeheilte oder bestehende chronische
   Krankheiten, aber auch Streß erfordern eine erhöhte Vitaminzufuhr.

Und somit haben wir heute die Situation, daß die
Menschen bereits im Normalfall immer zu wenig Vitamine haben. Das ist anders als in früheren Zeiten:
damals fehlte meist nur ein Vitamin und es entstanden entsprechende Krankheiten wie Beri-Beri, Skor-
but etc. Heute hingegen liegt ein genereller unter-
schwelliger Mangel vor. Dieses Manko führt zu Infektanfälligkeit, Müdigkeit, Erschöpfung, Haarausfall,
»niedrigem Blutdruck«, das heißt der Gesundheitszustand ist herabgesetzt, die Anfälligkeit für Krankheiten
steigt, die Selbstheilungskräfte werden unterminiert
und können die Gesundheit weder aufrechterhalten
noch wiederherstellen.

Heute leiden die Menschen auch im Normalfall unter Vitamin-mangel

Dieser Zustand ist mit den üblichen Vitaminpräpara-
ten nicht zu beheben. Diese Mittel sind völlig unzureichend, um das Minus wirklich auszugleichen.

Aber, liebe Leser aus Österreich, Deutschland und der
Schweiz, derzeit ist es noch möglich, daß Sie sich aus
dem Ausland Vitamine schicken lassen können (es
gibt verschiedene Anbieter). Sie sollten diese Chance
unbedingt ergreifen. Diese Vitamine können (zusätzlich zur Ernährung) täglich ohne gesundheitlichen

Schaden eingenommen werden (nach englischem beziehungsweise amerikanischem Muster). Ganz im Gegensatz zu den »Warnungen« der Pharma-Industrie (und der Ärzte), denen es ein Dorn im Auge zu sein scheint, wenn Menschen ihre Gesundheit fördern. Es wird die nächste Zukunft zeigen, ob diese »offenen Grenzen» (für Vitamine) wieder geschlossen werden und erneut jene Kräfte gewinnen, die es uns erschweren, gesund zu bleiben.

Wenn ein großer Vitaminmangel schon länger (meist schon jahrelang) besteht, ist der Körper oft nicht mehr in der Lage, die zugeführten Vitamine richtig zu verwerten und zur Wiederherstellung der Gesundheit zu verwenden. In diesem Fall könnte man auch sagen: »Der Motor springt nicht richtig an« – dafür gibt es die Basisregeneration. Sie bringt den Organismus »wieder auf Touren«.

Richtige, gesunde Bakterienflora – was heißt das?

Wir leben mit ungefähr so vielen Bakterien zusammen, wie unser Organismus Zellen hat. Aus diesem Grund ist es nicht egal, ob diese Bakterien »die richtigen« oder »die falschen« sind. Und selbst wenn es die richtigen Bakterien sind, kann man im Mikroskop nicht unterscheiden, ob sie gesund sind oder lahm und krank. Aber nur die richtigen und gesunden Bakterien werden mit unserem Organismus ein gesundes Ganzes bilden können, das Gefahren und Krankheiten abwehren kann! Gesunde Bakterien leben mit unserem Organismus in einer Symbiose. Das bedeutet, daß beide aus dem Zusammenleben und Zusam-

Die richtigen Bakterien leben in Symbiose

184

menwirken einen Vorteil ziehen und zusammen lebensfähiger sind.

Durch zahllose Einflüsse werden die Bakterien geschädigt, unter anderem durch unnatürliche Ernährung, durch Konservierungsmittel, durch andere Chemikalien und Antibiotika. Weil wir diesen Dingen nicht entgehen können, sind bei fast allen Menschen die Darmbakterien geschädigt. Das äußert sich entweder vorerst gar nicht oder an Darmproblemen, an herabgesetztem Allgemeinzustand oder erst später, wenn bereits chronische Krankheiten auftreten (zum Beispiel Allergien, Asthma, Rheuma u.ä.).

Bei fast allen Menschen sind die Darmbakterien geschädigt

Ein Mensch tut gut daran, die Dinge, die innerhalb seiner Verantwortung liegen, in Ordnung zu halten – und dazu zählen auch die Darmbakterien. Weil sie durch die heutigen Umstände einer ständigen Gefährdung ausgesetzt sind, ist es notwendig, daß man aktiv daran arbeitet, sie mittels bakterienfördernder Medikamente und mittels guter Ernährung bei Laune zu halten.

Medikamente – Freunde oder Feinde?

Chemische Medikamente sind chemische Substanzen mit erwünschten und unerwünschten Giftwirkungen. Diese beiden Dinge werden als Wirkung beziehungsweise Nebenwirkung bezeichnet. Man darf jedoch keinesfalls übersehen, daß es sich in jedem Fall um Giftwirkungen handelt.

Chemische Medikamente sind chemische Substanzen mit Giftwirkungen

Ein Beispiel dazu: Ein blutdrucksenkendes Medikament wirkt etwa dadurch, daß es die Muskulatur der Arterien lähmt. Dadurch können diese das Blut nicht halten und es versackt ein wenig, wodurch der Blutdruck sinkt. Wenn man die Sache so betrachtet, wird einem klar, daß es eine Giftwirkung ist, die hier lähmend auf den Organismus einwirkt, und daß es nur eine vorübergehende »Krücke« sein kann, denn diese »Krücke« hilft nur solange, wie der Organismus das Gift noch nicht ausgeschieden hat, denn sobald er es eliminiert, muß man das Präparat erneut einnehmen. Anders gesagt: Der kranke Organismus bekommt Mehrarbeit (das Mittel muß verarbeitet und ausgeschieden werden), und außerdem ist das Medikament bei weitem keine Behandlung des erhöhten Blutdrucks im Sinne einer echten Heilung.

So könnte ich zahllose Chemikalien aufzählen, mit denen Menschen behandelt werden. Wenn man diese Gedanken weiterverfolgt, wird es klar, daß solche Medikamente nur für den akuten Gebrauch akzeptabel sind, also nur um die augenblickliche Gefährdung auszuschalten. Sobald man die Akutgefahr unter Kontrolle hat, sollte man als zweiten Schritt sofort beginnen, die Verhältnisse im Organismus so zu korrigieren und zu verbessern, daß der (vorher vorhandene) gesunde Zustand wieder zurückkehrt. Aber gerade diese zweite Aktion wird heute in der Regel nicht gemacht. Das Ergebnis ist, daß sich der jeweilige Zustand (die Krankheit) weiter verschlechtert, das erfordert den neuerlichen Einsatz von Medikamenten, die den Organismus wieder zusätzlich mit Chemikalien belasten – und so fort. Außerdem verbrauchen die Chemikalien ein Mehr an Vitaminen, ein zusätzlicher Mangel entsteht etc.

Chemische Mittel sind nur für den Akutfall akzeptabel

»Drogen« auf Rezept: Psychopharmaka sind keine Lösung

Es gibt sogenannte »Straßendrogen« und »psychiatrische Drogen«. Im Prinzip unterscheiden sich diese beiden Dinge nicht: Sie verändern die Persönlichkeit; sie machen süchtig; sie verschleiern das eigentliche Problem; sie machen unverantwortlich; man braucht mit der Zeit mehr davon, um die gleiche Wirkung zu erzielen; man hat große Schwierigkeiten, sie wieder abzusetzen (Entzug).

Straßendrogen werden genommen, weil der Mensch selbst fälschlicherweise glaubt, es entstünde ihm ein Vorteil dadurch. Die psychiatrischen Drogen werden gegeben, weil jemand anderer (Arzt, Psychiater) fälschlicherweise meint, es wäre vorteilhaft. Aber in beiden Fällen entsteht kein Vorteil.

Das wirkliche Problem der Bevölkerung sind die Psychopharmaka. Es ist unglaublich, wie viele Menschen bereits »unter Drogen« stehen, weil sie ihnen vom Arzt verschrieben werden. Oft wissen Patienten gar nicht, daß sie ein derartiges Medikament einnehmen. Erst nach einer Weile merken sie, daß sie davon nicht mehr loskommen, weil starke Entzugserscheinungen auftreten. Leider ist die Entwöhnungszeit bei Medikamenten wesentlich höher als bei Straßendrogen. Von Heroin kann man innerhalb einer Woche wegkommen, bei den psychiatrischen Drogen kann es Monate und sogar Jahre dauern.

Psychopharmaka verursachen auch starke Entzugserscheinungen und eine lange Entzugszeit

Wenn man von Drogen weg will, kommen zwei Sachen an die Oberfläche: Zuerst werden die Dinge, deretwegen man die Droge ursprünglich genommen hat, in übertriebener Weise deutlich und außerdem treten die drogeneigenen Entzugserscheinungen auf. Mit anderen Worten, man hat dann beim Versuch, die Droge abzusetzen gleich zwei Probleme statt – wie vorher – nur eines.

Ich habe mich immer über folgendes Phänomen in meiner Praxis gewundert: Eine Patientin kommt zu mir

187

(meistens sind es Frauen, die derartige Medikamente nehmen), ich mache einen Therapieplan, wir besprechen alles und vereinbaren Termine. Die Patientin freut sich auf die Therapie, ist zuversichtlich, hat eine positive Sicht für die Zukunft und ist einfach guter Dinge, wenn sie weggeht. Dann dauert es einige Stunden (manchmal auch Tage), bis sie anruft und alles absagt oder jemand anderen damit beauftragt. Meine Mädchen am Telefon erzählen, daß die Patienten dann oft sogar entrüstet oder böse sind. Das passiert zu 95 %, wenn Menschen Psychopharmaka nehmen. Hier kommen wir der Wirkung auf die Spur: Diese Drogen verändern das Denken und das Gefühlsleben. Sie erzeugen eine Wirkung »als ob«. Diese Patienten machen den Eindruck, als ob sie normal reagieren würden, als ob man mit Ihnen Termine ausmachen könnte, als ob man sich auf sie verlassen könnte etc. Daher kommt es, daß man den Drogen nachsagt, sie machen Menschen »unverantwortlich«. Die Person selbst merkt nicht, daß sie die Dinge nicht richtig einordnet und verarbeitet. Sie regt sich über etwas auf, was gar nicht adäquat ist, dann wiederum reagiert sie nicht, wo sie sich aufregen sollte etc. Mit der Zeit werden diese Menschen immer apathischer, was man fälschlicherweise mit »ausgeglichen« interpretiert. Anders gesagt: Wenn jemand in Verwirrung ist und dagegen Drogen bekommt, ist er natürlich weiterhin in Verwirrung, aber er bekommt zusätzlich auch noch Drogen. Das heißt, er reagiert dann wie ein Verwirrter, unvorhersehbar und möglicherweise ruhig. Jedenfalls hat er keine Chance mehr, auf natürliche Weise seine Verwirrung abzulegen, indem er sich neu orientiert (wie es sein sollte). Das gilt für alle »Gründe«, weswegen Drogen verschrieben werden. Menschen können ihre Situation

Drogen verändern das Denken und das Gefühlsleben

nicht in Ordnung bringen, wie es sein sollte, sie nehmen die verschriebenen Medikamente und kommen in den Scheinzustand, daß alles in Ordnung wäre. Das ist für Geschäftsleute besonders schlimm; für Kinder fatal, weil sie zu »Druggies« werden; aber im Prinzip für jeden falsch.

Drogen sind keine Lösung, sondern das Gegenteil davon. Beginnen Sie also gar nicht damit. Reparieren Sie jede Situation gleich in ihrem Anfangsstadium, ordnen Sie Ihr Leben so, wie es am besten ist und gehen sie nicht zum Arzt, nur um ihm zu sagen, daß Sie sich »irgendwie schlecht fühlen«. Derzeit bekommen Sie in solchen Situationen leider Psychopharmaka.

Ordnen Sie Ihr Leben, statt Drogen zu nehmen

Die Devise lautet: In Ordnung bringen statt Drogen nehmen.

Sport erhält den Körper funktionsfähig

Ein Organismus wird in gutem Zustand bleiben, wenn ständig von ihm verlangt wird, daß er gut funktioniert. Gestatten Sie mir den Vergleich mit einem Betrieb: Wenn 30 Menschen in einer Werkstätte zur Produktion von Schachteln beschäftigt sind, aber nur zehn Schachteln pro Tag produziert werden müssen, bleibt sehr viel Zeit für Unfug.

Ein gut geführtes Unternehmen gleicht einem guten Organismus (man spricht ja auch von »organisieren«): Die verschiedenen Abteilungen des Betriebes greifen Hand in Hand ineinander, ganz so wie die verschiedenen Organe im menschlichen Organismus. Wenn man von einem Betrieb ständig fordert, daß er produktiv ist, hält das die ganze Organisation in Schuß: Wenn 100 Schachteln »mit links« produziert werden

Der Organismus gleicht einem Unternehmen

können, kann man auch 120 Stück täglich verlangen und der Betrieb wird es locker schaffen.

In einer Organisation, von der man zu wenig verlangt, wird es Schlendrian und schlechte Moral geben. Die Angestellten (Organe) werden sich beschweren, weil sie meinen, daß schon zehn Schachteln pro Tag zuviel sind, sie werden bessere Bedingungen fordern, chronisch mißmutig und unfreundlich sein und ständig so etwas wie einen revoltierenden Geist in sich haben. Außerdem werden die Mitarbeiter, die jahrelang zehn Stück produziert haben, aufstöhnen, wenn man plötzlich elf von ihnen verlangt.

So ähnlich ist es mit Ihren Organen: Wenn Sie diese nicht ständig zu guter, akzeptabler Leistung herausfordern (nicht nur die Kaumuskeln), dann geben Sie dem Körper Gelegenheit, auf abartige, betriebsfremde Ideen zu kommen (= Krankheit). Sie müssen nicht jedes einzelne Organ trainieren, der ganze Körper muß trainiert werden, um das sinnvolle Zusammenwirken aller Organe und Organteile hervorzurufen, und das tun Sie mit Sport.

Täglich 20 Minuten langsam laufen Laufen ist die für unseren Körper günstigste Bewegungsform: Langsames Joggen, 20 Minuten täglich. Aber auch jede andere Art von (ausgiebiger) körperlicher Betätigung ist entschieden besser als keine.

Die mentale Seite des Sports

Sport hat noch einen anderen Zweck: den Wettkampf. Ich spreche keineswegs von Hochleistungssport, sondern lediglich von »Wettkampf«-Sport, den jeder in irgendeiner Weise machen kann. Jeder, der Sport in diesem Sinn betrieben hat, wird sehr genau verstehen, was ich meine. Es geht um die Fähigkeit, eine gerade Linie zu gehen, ohne sich aus der Bahn werfen zu lassen.

190

Wenn man ein bißchen wagemutig sein möchte, kann man durchaus sagen, das Leben sei ein Spiel, genauso wie Tennis, Schach, Fechten oder Fußball. Daher kann man Parallelen ziehen.

Im Wettkampf lernt man, sich etwas vorzunehmen, die eigenen Absichten genau zu kennen und zu verwirklichen. Man lernt, sich durch Zufälle oder Widerwärtigkeiten nicht aus der Bahn werfen zu lassen etc. Man lernt Selbstdisziplin in der Hinsicht, daß man sich weigern muß aufzugeben oder rasch klein beizugeben, wenn es nicht läuft. Man lernt seine Gedanken zu ordnen und in eine Richtung auszurichten, man lernt, seine Aufmerksamkeit auf die richtigen Dinge zu legen und man lernt die Tatsache kennen, daß das geschieht, was man denkt. Wenn man stark und beständig genug ist, bei dem zu bleiben, was man sich vorgenommen hat, dann werden die gegnerischen Absichten weichen und die Dinge richten sich nach den eigenen Vorstellungen.

Was bewirkt dieses Verhalten im Alltag? Läßt man sich von dem Sammelsurium an Zufälligkeiten, aus dem das Leben besteht, die Richtung aufzwingen, ohne selbst einen Plan zu haben, wird man »Patient«. Es ist von entscheidender Qualität auch im Hinblick auf die Gesundheit, daß man sich selbst und das Leben im Griff hat, daß man in der Lage ist, die Richtung zu bestimmen und daß man die Fähigkeit hat, diese Linie auch beizubehalten.

Wettkampf als Lebensschule: Man lernt, sich etwas vorzunehmen und sich nicht einfach aus der Bahn werfen zu lassen

5 Wissenswertes für mündige Patienten

Ich bin überzeugt, es ist für Ihren Weg als mündiger, wissender Patient entscheidend, daß Sie die Diagnoseführung Ihres Arztes richtig beurteilen können. Aber mindestens ebenso entscheidend ist es, im Krankheitsfall die »Ursachenforschung« richtig anzugehen. Und es ist wichtig – sozusagen zur Abrundung dieses »Basiswissens« –, daß Sie dem Zauberwort »Wissenschaft« den richtigen Stellenwert geben können.

Sie als Patient müssen beurteilen können, ob der Arzt sich wirklich über Ihre Belange so genau informiert, daß er sich Schritt für Schritt mehr auskennt, was dann am Ende zur Diagnose führt.

Diagnose heißt »den Durchblick haben«

Diagnose bedeutet das »Durchschauen« einer Krankheit oder eines Zustandes

»Diagnose« kommt aus dem Griechischen und bedeutet »durchschauen«. Die richtige Diagnose ist demnach das Durchschauen einer Krankheit oder eines Zustandes. Diagnose bedeutet nicht, der Krankheit einfach nur einen Namen zu geben.
Ich möchte Ihnen das mit einem Beispiel verdeutlichen. Sie haben Magenbeschwerden. Sie gehen zum Arzt

192

und werden zur Gastroskopie (mit einem Schlauch in den Magen schauen) geschickt. Bei dieser Untersuchung sieht man eine gerötete Schleimhaut, man untersucht sogar ein Stück unter dem Mikroskop. Als Resultat erkennt der Arzt, daß Sie an Gastritis leiden.

Das gleiche Beispiel vor 80 Jahren. Ein Landarzt hat nicht so viel »Tamtam« gemacht. Nach der Befragung, wann Sie diese Beschwerden haben, wann nicht etc. hätte er nach vier Minuten auch gesagt, sie hätten Gastritis. Aber ein wirklich guter Landarzt wäre noch weiter gegangen und hätte Sie gefragt, ob die Tante Maria Sie noch immer ärgert und ob sie noch immer den Selbstgebrannten zum Frühstück trinken.

Sie sehen, was ich meine: Ein echter Durchblick (echte Diagnose) ist von Fall zu Fall ganz unterschiedlich. Der eine Patient hat eine ganz andere Gastritis als ein anderer. Allein mit der Bezeichnung Gastritis ist noch gar nichts durchschaut. Daher ist es auch völlig egal, ob die Zustände als Magenbeschwerden, Gastritis oder sonst irgendwie bezeichnet werden. Und jetzt wird Ihnen sicher auch klar, daß die Behandlung der Gastritis nicht nur das Verschreiben einer magenschleimhautüberziehenden Chemikalie sein kann, sondern daß eine echte Therapie sich direkt aus den hinterfragten persönlichen Einzelheiten ergibt.

Die Benennung der Krankheit ist noch keine echte Diagnose

Fazit: Die echte Therapie ist die logische Folge einer echten Diagnose.

Erster Schritt zur echten Heilung

Das Motto lautet also: Wenn man ein Leiden nicht nur behandeln, sondern loswerden will, dann muß der Arzt diese Krankheit ganz individuell und von Fall zu Fall meist völlig unterschiedlich »durchschauen«. Diagnose ist nicht das Feststellen eines Krankheitsnamens,

Diagnose bedeutet »Durchblick« zu haben

sondern das Herausfinden, »was in diesem Fall läuft«. Den »Durchblick« zu haben ist wesentlich wertvoller, als der Sache einen lateinischen Namen zu geben. Ich habe in diesem Buch natürlich auf individuelle Diagnosen verzichten müssen, denn es geht um möglichst Allgemeingültiges. Ich habe aber Diagnoseführungen beschrieben, wie sie heute üblicherweise nicht gemacht werden. Weil sie nicht gemacht werden, können Krankheiten nicht ausgeheilt werden. Bisher hat sich niemand um die Selbstheilungskräfte gekümmert. Niemand hat beachtet, daß der Organismus mittels dieser körpereigenen Kräfte alles in Ordnung bringt, wenn die Sachlage nicht bereits zu sehr verfahren ist. Der Körper ist nur krank, weil diese Selbstheilungskräfte darniederliegen, also muß man das Immunsystem in eine deutlich bessere Verfassung bringen.

Wie Sie die »Forschung« nach Ursachen richtig anpacken

Es gibt zwei Blickpunkte, die man kennen sollte, wenn man sagt: »Ich möchte meine Krankheit ursächlich behandeln.«

Der erste Blickpunkt: Eine Ursache ist immer ein Faktor, dessen Ausschaltung Besserung oder Heilung herbeiführt.

Heute wird immer mehr davon gesprochen, daß die Ursachen für Krankheiten in den Genen liegen. Das dient nur dazu, die Menschen weiter in den Irrglauben zu befördern, daß man gegen die Krankheiten nichts tun kann. Es wird an der perfekten Rechtfertigung gearbeitet, daß Menschen weiterhin zu leiden haben und sie Medikamente nehmen müssen, um die Leiden nicht so stark zu empfinden. Diese Argumentation soll auch rechtfertigen, daß man in

Zukunft an allen möglichen Genen experimentieren und manipulieren und so einen neuen Markt eröffnen kann. Nur – Gene haben wir immer gehabt, aber die heutigen chronischen Krankheiten sind mit der Zivilisation gekommen.

Wenn der Patient auch irgendwelche Schwächen in seinen Genen hat, so liegen doch die wahren Ursachen der Krankheit darin, daß er oder sein Behandler etwas falsch gemacht haben.

Wenn ein junger Mensch Allergien bekommt, hat das folgende Ursachen: In den meisten Fällen hat er täglich Zucker zu sich genommen, dadurch sind Vitaminmängel entstanden, wodurch das Immunsystem gelähmt und irritiert wurde. Außerdem wurde durch den Zucker die innere Bakterienflora verändert und Pilze konnten wachsen. Das alles führt zu einer Überreizung des gelähmten Immunsystems und es beginnt »irr« und überschießend zu reagieren. Bringt man diese Abfolge in Ordnung, hört die Krankheit auf.

Faktoren, die ausgeschaltet werden müssen

Verstehen und sehen Sie was ich meine? Was ist die wirkliche Ursache? Sind es die Gene? Oder sind es die Ernährung und die Bakterienflora?

Manche Patienten kommen und meinen allen Ernstes, daß das Wetter an ihrer Migräne, ihrer Müdigkeit oder den rheumatischen Beschwerden Schuld habe. Solange sie darauf bestehen, daß es das Wetter sei, wird sich nichts ändern, oder?

Wenn man ihnen Vitamine gibt oder noch besser, eine Basisregeneration macht, spüren sie plötzlich keinen Wetterwechsel mehr. Was also war die Ursache? Und ist es nicht so, daß diese Patienten zum Beispiel mit zwölf Jahren gesund und munter waren – und da gab es auch jede Menge »Wetter«? Die Ursachen waren also die Lebensführung, der Vitaminmangel beziehungsweise in jedem Fall ein wenig etwas anderes. Aber jedesmal muß beachtet werden, daß man als Ursache etwas anpeilt, das verändert werden kann.

Einer wirklich ursächlichen Behandlung liegt natürlich eine echte Diagnose zugrunde, das heißt, der Arzt oder Therapeut muß den Fall richtig einschätzen und durchschauen können. Wenn man sich auskennt, kann man den Hebel an der richtigen Stelle ansetzen, wenn nicht, kann man nichts machen und wird dem Wetter die Schuld geben.

Chronische Krankheit: Die Summe verschiedener Ursachen

Chronische Krankheiten haben nur selten eine einzige Ursache

Der zweite Blickpunkt ist folgender: Sehr selten ist nur eine einzige Ursache der Grund für eine chronische Krankheit. In den meisten Fällen fügen sich mehrere Dinge zusammen. In unserem oben genannten Beispiel sind es die Ernährung und die Bakterien, die in Ordnung gebracht werden müssen. Würde man nur eine Sache reparieren, würde sich nichts oder nur wenig ändern!

Ein anderes Beispiel: Wenn sich Müdigkeit, Abgeschlagenheit, Mißmut, Schwindel, niedriger Blutdruck etc. bei einer Achtzehnjährigen auf schlechte Ernährung, Vitaminmangel und zu wenig Bewegung zurückführen lassen, werden nur alle drei Maßnahmengruppen zusammen dazu führen, daß sich der Übelstand beseitigen läßt. Auch bei schweren Krankheiten ist das so.

Weil die heutige Medizin dazu tendiert, immer nur eine Sache wissenschaftlich zu untersuchen, ist sie bei der Heilung chronischer Krankheiten nicht weitergekommen. Man hat herausgefunden: Zahnherde sind nicht schuld am Rheuma, Unterkühlung ist auch nicht schuld am Rheuma, schlechte Ernährung ist nicht schuld am Rheuma, Antibiotika geschluckt zu haben ist nicht schuld am Rheuma, aber das alles zusammen hat das Rheuma mit der Zeit zum Entstehen gebracht.

»Wissenschaft« als Zauberwort

Eigentlich ist die Medizin keine Wissenschaft, sondern eine Kunst: Der eine Arzt kann es, der andere nicht. Wenn der eine Mediziner Ihnen nicht helfen kann, suchen Sie sich einen anderen, ist es nicht so?
Aber im Zuge des modernen Trends, daß sich Supermärkte statt kleiner Geschäfte, weltumspannende Industriekonzerne statt mittelgroßer Firmen etablieren, entstand auch im Bereich der Medizin das »große« Geschäft – die weltumspannende Organisation, durch die alle Patienten gleich behandelt werden sollen. Weil das aber nicht geht, weil jede Person – medizinisch gesehen – einzeln, individuell unterschiedlich behandelt werden müßte, wurde es ein pharmazeutisches Geschäft, das nun die Medizin weltumspannend dirigiert. Eine medizinische Wissenschaft, die es ermöglicht, daß jeder Patient mit genauen Standardverfahren gesund wird, wäre durchaus richtig! Aber das ist ganz und gar nicht der Fall. Wenn man versucht, alle Polyarthitis-Kranken gleich zu behandeln, bekommen alle das gleiche Medikament und bleiben krank.

Globalisierung in der Medizin

Standardverfahren für alle sind nicht möglich

Eine Methode kann nicht für alles gelten
Die medizinische Wissenschaft als eine Gesamtheit ist verschwunden und einer – wie schon gesagt – pharmazeutischen Wissenschaft gewichen.

Eine Methode für alles gibt es nicht

Geblieben ist eine veraltete Methode der »Wissenschaftlichkeit«. Es werden so simple Methoden angewendet, wie zum Beispiel 1000 Patienten bekommen ein bestimmtes Medikament, damit man dann feststellen kann: »Es ist wissenschaftlich erwiesen, daß dieses Mittel wirkt.« Aus. Punktum.

Diese Wissenschaftlichkeit ist ziemlich rückständig und kann damit verglichen werden, daß jemand mit einem Maßband herumläuft und damit einfach alles messen will. Beispiel für ein Resultat: Wenn man ein homöopathisches Mittel mit dem »Maßband der medizinischen Wissenschaft« nicht messen kann, ist es wirkungslos beziehungsweise unwissenschaftlich!

Das ist natürlich grober Quatsch. Es kann nicht eine Methode für alles gelten: Einen Abstand kann man mit einem Maßband messen, ein Gewicht muß mit einer Waage gemessen werden.

Die Erfahrung lehrt uns: Jede Neuerung in einer Wissenschaft wurde immer bekämpft und als unwissenschaftlich bezeichnet. Das war nie anders und daher könnte man genau genommen auch sagen: Es ist sehr unwissenschaftlich, etwas Neues zu bekämpfen!

Es ist sehr unwissenschaftlich, etwas Neues zu bekämpfen

Wenn Sie also im Bereich der Medizin jemanden sagen hören: »Das ist unwissenschaftlich!«, dann bedenken Sie zwei Dinge:

1. Hier versucht jemand mit dem Maßband ein Gewicht zu messen (die Sache hat seinen Horizont gesprengt) und

2. derjenige, der das sagt, benützt »Wissenschaft« als Zauberwort, damit man ihm glaubt und damit man ihn und seinen Standpunkt ohne zu zögern verehrt und akzeptiert.

Aber das ist alles, was passiert.

Adressen, die weiterhelfen

Wenn Sie Hilfe brauchen, können Sie eine der untenstehenden Adressen kontaktieren oder sich mit einer Anfrage direkt an Dr. Kroiss wenden:

Dr. Thomas Kroiss
Gablenzgasse 7
A-1150 Wien
Tel.: +43-1-9 82 57 67, Fax: +43-1-9 82 69 92
eMail: tkroiss@cso.co.at

Kroiss-Herz-Kreislauf-Zentrum und
Kroiss-Krebs-Zentrum
Neuwaldeggerstraße 23
A-1170 Wien
Tel.: +43-1-4 86 33 96, Fax: +43-1-4 86 90 40
Für den Erst-Kontakt bitte an Dr. Kroiss direkt wenden

Weitere Adressen:

Deutschland:

»Menschen gegen Krebs« e.V.
Postfach 1205
D-71386 Kernen
Tel.: +49-71 51-91 02 17, Fax: +49-71 51-91 02 18
eMail: mgk@krebstherapien.de

Hufelandgesellschaft für Gesamtmedizin e.V.
Ortenaustraße 10
D-76199 Karlsruhe
Tel: +49-7 21-88 62 76, Fax: +49-7 21-88 62 78

Zentralverband der Ärzte für Naturheilverfahren
Alfredstraße 21
D-72250 Freudenstadt
Tel.: +49-74 41-21 51, Fax: +49-74 41-8 78 30

Gesellschaft der Ärzte für Erfahrungsheilkunde
Fritz-Frey-Straße 21
D-69121 Heidelberg
Tel: +49-62 21-4 06 22, Fax: +49-62 21-40 07 27

Deutsche Gesellschaft für Chelat-Therapie
Grote String 22
D-22397 Hamburg
Tel.: +49-40-43 13 78 14, Fax: +49-40-43 77 87

Österreich:

Österreichische Gesellschaft für Ganzheitliche Medizin
Speisingerstraße 187
A-1238 Wien
Tel: +43-1-9 82 57 60, Fax: +43-1-9 82 69 92

Schweiz:

Paracelsus Schulen AG
Freiestraße 204
CH-8032 Zürich
Tel: +41-1-3 80 06 66, Fax: +41-1-3 80 06 65

200

Wenn Ihnen durch die obigen Gesellschaften Ärzte empfohlen werden, so bedenken Sie bitte, daß es keine einheitliche Ausbildung gibt, und daß jeder Arzt auf seine persönliche Weise »Naturheilverfahren« betreibt und daß sich andere Ärzte natürlich nicht notwendigerweise an die in diesem Buch beschriebenen Richtlinien halten.

Alles Gute!

Literatur

Abel, Ulrich: »Chemotherapie fortgeschrittener Karzinome«, Hippokrates Verlag, Stuttgart, 1995.

Balch, James and Phyllis: »Nutritional Healing«, Avery Publications, New York, 1990.

Bruker, Max O.: »Diabetes und seine biologische Behandlung«, emu-Verlag, Lahnstein, 1986.

Bruker, Max O.: »Zucker, Zucker...«, emu-Verlag, Lahnstein, 1991.

Bruker, Max O.: »Unsere Nahrung, unser Schicksal«, emu-Verlag, Lahnstein, 1989.

Bruker, Max O.: »Herzinfarkt, Herz-, Gefäß- und Kreislauferkrankungen«, emu-Verlag, Lahnstein, 1987.

Bruker, Max O.: »Wer Diät ißt, wird krank«, emu-Verlag, Lahnstein, 1992.

Davis, Adelle: »Jeder kann gesund sein«, Hörnemann Verlag, 1983.

Delarue, F. und S.: »Impfungen, der unglaubliche Irrtum«, Hirthammer Verlag, München, 1990.

Flade, Sigrid: »Diät für Allergiker«, Universitäts-Buchdruck, Bonn, 1988.

Gerson, Max: »Eine Krebs-Therapie, 50 geheilte Fälle«, Hyperion Verlag, Freiburg im Breisgau, 1961.

Govallo, Valentin: »Immunology of Pregnancy and Cancer«, Nova Science Publications, New York, 1993.

Hager, E.D.: »Komplementäre Onkologie«, Forum Medizin Verlagsgesellschaft, 1996.

Keller, Helmut: »Oncology beyond the year 2000«, Eigenverlag, 1996.

Kroiss, Thomas: »Das grundlegende Buch zur Naturheilkunde«, Anna Pichler Verlag, Wien, 1998.

Kroiss, Thomas: »Ganzheitsmedizin, Alternativ-Medizin, Natur-heilkunde – was ist das? Ein Skriptum für Studenten und interessierte Laien«, Eigenverlag, 1987.

Kroiss, Thomas: »Heilerfolge bei Herz-Kreislauf-Erkrankungen«, Möwe-Verlag, Idstein/Taunus, 1992.

Kroiss, Thomas: »Heilerfolge bei Hautproblemen«, Möwe-Verlag, Idstein/Taunus, 1992.

Lützner, Hellmut: »Wie neugeboren durch Fasten«, Verlag Gräfe und Unzer, München, 1998.

Mindell, Earl: »Vitamin Bible«, Warner Books, New York, 1985.

Moss, Ralph W.: »The Cancer Industry«, Equinox Press, New York, 1996.

Moss, Ralph W.: »Fragwürdige Chemotherapie«, Haug-Verlag, Heidelberg, 1997.

Pauling, Linus: »Das Vitamin-Programm«, Goldmann-Verlag, München, 1987.

Pekar, Rudolf: »Die perkutane Bio-Elektrotherapie bei Tumoren«, Maudrich Verlag, Wien, 1996.

Peschek-Böhmer, Flora: »Urin-Therapie«, Heyne-Verlag, München, 1995.

Pschyrembel: »Klinisches Wörterbuch«, de Gruyter Verlag, 1982 ff.

Rath, Matthias: »Nie wieder Herzinfarkt«, Herbig Verlag, München, 1997.

Rauch, Erich: »Milde Ableitungsdiät«, Haug-Verlag, Heidelberg, 1983.

Rauch, Erich: »Heilung der Erkältungs- und Infektionskrankheiten auf natürliche Art«, Haug-Verlag, Heidelberg, 1991.

Schnitzer, J.G. und Mechthilde: »Schnitzer Intensivkost und Schnitzer Normalkost, ein 14-Tage-Fahrplan«, Eigenverlag, 1988.

Willner, Robert: »The Cancer Solution«, Peltec Publications, Boca Raton, Florida, 1994.

Register

Abgeschlagenheit 77
Abnützung 57, 103
Abszess 95
Akne, Akne vulgaris 31, 108
Akupunktmassage 103, 106, 116
Akupunktur 103, 106, 114, 116, 119, 152, 155
akut 21
Allergie 32, 108
Allergostop 36, 114
Altersbeschwerden 37
Amalgam 38, 56
Amygdalin 137
Analfistel 94
Anämie 40
Angina 40, 60
Angina pectoris 42
Anschoppung 67, 75, 88 98, 113
Antineoplastone 138
Antirheumatika 59
Aphten 42
Arteriosklerose 43, 73, 75, 87, 113, 171
Arthritis 50
Arthrose 57
Aspirin 92, 182
Asthma 32, 59
Atemnot 65, 66, 158
Atheromatose 44

Atherosklerose 44
Ausfluß 66
Auto-Agressionskrankheiten 68
Auto-Immun-Erkrankung 92, 151

Bachblüten 114
Basisregeneration 25 ff.
Baypamum 42
Beta-Blocker 72
Bioresonanztherapie 35, 90, 114
Blähungen 70, 82
Blasen-Entzündung 71
Blutarmut 40
Blutdruck, hoher 44, 47, 72 ff., 171, 113
Blutdruck, niedrig 76 ff., 116
Blutegel 168
Blütenpollen 62
Blutgerinnsel 126, 168
Breuss-Kur 137
Bronchitis 60, 61, 64, 78

Candidiasis 79
Chelat-Therapie 48, 99, 119, 172
Chemotherapie 19, 130 ff.
Cholesterin 44, 79 ff.

chronisch 21
Coley's Toxine 137
Colitis 81, 82
Coloskopie 82, 86

Darmbakterien 34, 55, 66, 70, 79, 96, 169, 185
Darmerkrankungen 81 ff.
Darmflora 31, 85, 86, 161
Darmröntgen 82
DCA 92f.
Desensibilisierung 36, 114
Diabetes mellitus 170
Dickdarm-Divertikel 84
Dickdarm-Entzündung 85
Dickdarm-Polypen 86
Durchblutung 78, 87, 96f., 118, 171
Durchfall 89

Eichotherm-Bestrahlung 155
Eigenblut-Injektionen 31, 35, 69, 90, 114, 155, 160
Einlauf 64, 86, 96, 177
Eisen 40
Eiter 94, 95
Ekzeme 32, 62, 82f., 108
Entzündung 90f.
Erkältung 91
Ernährung 83, 174 ff.
Erschöpfung 150
Essigsocken 92

Fastenkur 51, 64, 76, 87, 98, 101, 108, 137, 150
Fehlstellungen 57
Fieber 91 ff.
Fieberkrämpfe 92
Fieber-Therapie 136
Fisteln 94

Frieren 95
Frischzellen 58, 107, 115, 116, 150, 157, 167
Furunkel 95
Furunkulose 95
Fußpilz 160
Fußreflexzonenmassage 103, 162

Galvanotherapie 137
Gastristis 82, 96, 146
Gastroskopie 82, 148
Gelenkschmerzen 96
Gelenksentzündung 50, 51, 52
Gerson-Kur 137
Geschwür des Magens 99
Geschwür des Unterschenkels 96 ff
Gicht 52, 100 f.
Glaukom 101
Gliederschmerzen 102
Glomerulonephritis 153
Govallo-Plazenta-Behandlung 138
grauer Star 101
Grippe, grippaler Infekt 102
Grippe-Impfung 104, 121
grüner Star 101
Gürtelrose 105, 156

Haarausfall 106
Halsentzündung 40, 123
Haltungsschäden 57
Hämatokrit 67
Hämorrhoiden 107
Harnröhre 71
Harnsäure 52, 100
Harnwegsinfekt 71
Haut-Erkrankungen 108

Hautpilz 160
Hay'sche Trennkost 70, 84, 99, 147
Heiserkeit 110
Helicobacter 148
Herde 31, 51, 88, 95, 166
Herpes zoster 105
Herz-Asthma 42
Herz-Beschwerden 110 ff., 170
Herz-Erkrankungen 110 ff., 157, 171
Herz-Rasen 111
Herz-Rhythmus-Störungen 111
Heuschnupfen 32, 62, 114
Hormone 31, 73, 75, 115 ff., 149, 150, 157, 167
Hörsturz 118
Hüftgelenks-Luxation 58
Husten 119
Hydrazinsulfat 137
Hylak forte 79, 123
Hyperthermie 137
Hypertonie 119
Hyposensibilisierung 36, 115
Hypotonie 119

I.A.T. 69, 134, 138
Immunsuppression 69
Immunsystem 32, 53, 68, 69, 71, 78, 90, 93, 104, 105
Impfung 104, 119f.
Infektanfälligkeit 122
Infektanfälligkeit bei Kindern 41, 123f.
Interferon 69, 133
Interleukin 133
Ischias 95, 170

Jomol 137

Kältechirurgie 138
Kältegefühl 95
Klimakterium 116
Knochendichte 117
Kohlblätter 59
kolloidales Silber 42, 160
Konzentrationsschwierigkeiten 150
Körnerkost 37, 69, 74, 151, 154, 172
Kortison 59, 65, 108, 114, 157
Krampfadern 97, 107, 125f.
Krebs 19, 127 ff., 158
Kreislauf 95
Kreuzweh 145, 170

Laser-Bestrahlung 98
Leber-Verfettung 140
Leber-Zirrhose 141
Leibwickel 92
Leinsamen 99, 147, 149
Listhese 144
Lupus Erythematodes 68
Lymphdrainage 88, 101, 103, 152, 159
Lymphgefäße 98, 159
Lymphödem 146
Lymphstau 146, 159

Magenbeschwerden 146
Magersucht 148
Magnesium 85
Magnetfeld 55, 59, 155, 162
Mayr-Kur 87, 99, 147
Megamin 137
Menstruationsbeschwerden 148
Migräne 149
Milchschorf 60
Mistel 136

Mittelohrentzündung   41, 60,
123
Mora-Therapie   90
Morbus Bechterew   68
Morbus Raynaud   87
Müdigkeit   77, 150, 163
Multiple Sklerose   68, 151
Myom   151

Nebenhöhlen-Entzündung
123, 152f.
Nephritis   154
Nerven-Entzündung   156
Nerven-Irritation   95
Neuralgie   156
Neuraltherapie   88, 118, 123,
152
Neuritis   156
Neurodermitis   32, 62
Neuropathie   156
Nierenbecken-Entzündung
155
Nieren-Entzündung   153 f.
Nierenkolik   153
Nierensteine   153
Nosoden   35
Nystatin   161

Ödeme   156
offenes Bein   96
Ohrensausen   118
Onkologie   138
Osteoporose   117
Ozon-Behandlung   47, 98,
118, 119, 142, 172

Parodontose   159
Pekar-Immuntherapie   138
Pickel   31, 108
Pilze   35, 51, 66, 83, 149, 160 f.

Polyarthritis   52 178
Propolis   160
Prostata-Entzündung   161
Prostata-Vergrößerung   162
Prosymbioflor   123
Psychopharmaka   186
Psychosomatik   62, 85, 99
Pyelonephritis   155

Quecksilber-Belastung   38, 56

Radioaktive Bestrahlung   133

Scheidenpilz   160
Schlacken   64, 76, 88, 99, 179
Schlafschwierigkeiten   77, 150
Schwäche   163
Schwindel   77
seltsame Beschwerden   163
Sklerodermie   68
Soma-Dyne-Gerät   42, 166
Spondylarthrose   57
Spondylolisthese   144
Sport   72, 189 ff.
Stent   49
Streß   72, 73, 84, 100
Symbioflor   79, 123, 124, 152
Symbioflor Antigen   114
Symbioselenkung   85

Thymus-Injektion   136
Tierkohle   89
Tinnitus   165
Trigeminus-Neuralgie   165
Triglyceride   80
Tuberkulose-Impfstoff   137
Tumor   75, 129

Übergewicht   166
Ukrain   137

Ulcus cruris 96
Ulcus duodeni 99
Ulcus ventriculi 99
unreine Haut 31
Urin-Therapie 42, 69, 90, 114, 116

Venen 97
Venen-Entzündung 126, 167f.
Verdauungssystem 81, 83, 84
Vergiftung 64
Verödung 126
Verstopfung 82, 85, 168

Vitamine 182 f.
Völlegefühl 82

Wadenwickel 92
Wechsel 116
Wetterfühligkeit 77
Wirbelgleiten 144
Wirbelsäule 102 f., 111, 150, 169 f.

Zahnfistel 95
Zecken 120
Zoster-Neuralgie 106
Zuckerkrankheit 98, 156, 170 f.